間違いだらけの糖尿病の常識

大森　安恵

時空出版

はじめに

私事で恐縮ですが、私は東京女子医大糖尿病センター教授になっても、ほとんど毎日、午前中は糖尿病患者さんを診て臨床の手はゆるめませんでした。大学の教授として基本的にしなければならない医学生の教育、医局員の指導、研究活動、大学の運営会議、社会活動など、毎日フルスケジュールで、16時間から18時間は大学にいました。

それは、恩師小坂樹徳先生から「優れた臨床は優れた研究を基盤にして生まれ、優れた研究は優れた臨床から生まれる。大学に籍をおく者は、どちらもゆるがせにしてはならぬ」と教え込まれた薫陶《くんとう》によるものであります。

そんなわけで、多彩な糖尿病患者さんをたくさん診る機会に恵まれました。そのおかげで、患者さんの合併症の推移、治療の変化など、糖尿病学全体の変遷を身をもって感じ取り経験することができました。

私が東京女子医大糖尿病センターで診ていた二人の患者さんが、昨年から始まった「インスリン50年賞」を受賞することができました。初期教育をきちんと受け、運動と腹八分目を守り、中断することなく治療をつづけていれば、いずれみんなが50年賞に該当することになるわけです。

しかし糖尿病に関していろいろの迷い、盲信、迷信、思い違いを持ち、コントロールの悪い患者さんがなんとたくさんおられることでありましょう。

本書『間違いだらけの糖尿病の常識』は、月刊雑誌『ゆうゆう糖尿病』に連載したものに書き足して一冊の本にまとめ上げたものです。『ゆうゆう糖尿病』は、国民病と言われるまでに増加した糖尿病の合併症を軽減させるため、知識の普及を目的に、社団法人日本女医会の100周年記念の公益事業の一つとして始められたものです。

ここに書いた間違いだらけの糖尿病の常識は、日常の診療のなかで私が直接患者さんから聞いて「まあー、何ということ」と驚かされ仰天させられたことばかりです。糖尿病の専門医ならどなたも経験のあることと思います。本書が糖尿病患者さんの治療に対する誤認を解き、糖尿病治療を正しく受け入れ、糖尿病があっても、糖尿病の無い方と同じ人生を歩むための参考に供されればこの上ない喜びであります。

私はかねてから、神経障害による壊疽《えそ》や腎不全など、治療の難しい合併症を起こしてから病院を初診される方の病歴を聞くと、いつも昭和初年のハンセン病の悲しい歴史がだぶって脳裏をよぎります。ハンセン病はレプラ菌が原因ですが、病気に対する社会一般の知識が欠如していたため、座敷牢に入れられるなど、その悲惨さは小川正子著『小島の春』（長崎出版）でうかがい知ることができます。そして、つい最近になってようやく、その強制隔離政策の誤りが認められたことは記憶に新しいことです。

糖尿病の患者さんも由来は異なりますが、合併症としての神経障害が起きると知覚鈍麻になって壊疽ができ、現在でも時に手足や視力を失うことすらあるのです。同じく神経が障害された結果として、両者の病像は酷似しています。糖尿病を正しく理解し、こんな悲しいことを無くするためにも、心からなる願いを込めて本書は執筆されました。

どんなに多種多様の薬剤が開発、発売されても、患者さんが間違った使い方をなされては意味のないことです。

したがって本書の表題は、患者さんの糖尿病治療に対する誤解を解き、合併症を無くすのに役立つよう、ひいては国の医療経済の軽減にも貢献できればとの思いからつけたものです。申すまでもありませんが、糖尿病学研究の学説に反論するという意図ではないことを念のため申し添えます。

本書が患者さんと密接に接触する機会の多い医療従事者、とくに看護師、栄養士さんたちの指導にも役立ち、患者さんを救う道がより大きく開けることをも念じているものであります。

平成十七年 睦月

東京女子医科大学名誉教授
東日本循環器病院・糖尿病センター長
大森安恵

間違いだらけの糖尿病の常識――目　次

目　次

1　糖尿病は古代からあり現代文明病ではない

エベルス・パピルスと呼ばれる、医学に関する世界最古の古文書は紀元前15世紀に書かれたものであると報告されています。このなかに糖尿病の一つの症状である多尿の治療法が書かれていることから、糖尿病は決して現代文明病ではなく、古代から存在した病気であることが推定されているのです。

紀元前15世紀というと約3500年前になります。この長い歴史のなかで糖尿病という病気は、1921年(大正10年)にインスリンが発見されるまで「死に至る病」であったことは、もう多くの方が知っている事実です。たまたまエベルス・パピルスが3500年前に書かれていますので、古代のイメージを持ちますが、魚にも糖尿病があることを考えると、人類の創生期にはもう糖尿病は存在していたかもしれません。

鯉《こい》に糖尿病があることを世界で初めて報告した方は日本人で、旧水産試験所職員、横手元義氏であります。彼は早稲田大学文学部美術史学科を卒業していますが、戦後ふとしたきっかけで農林省淡水区水産所で働くようになり、新潟の美しい姿形を持つ鯉に発生する「背こけ病」の本態が、人と同じ糖尿病であることを突き止めたのです。魚にも自然発症糖尿病があることを明らかにしたこの研究は英語で発表され、国際的に高い評価を受けました。魚は人より先に地球に存在しましたから、こうした生物にも糖尿病があることは、糖尿病は食べ物が豊富になったために起きてきた、単なる現代文明病とはいいきれないことのもう一つの強力な証左になるとも考えられるのです。

●——糖尿病のイメージはさまざま、しかし本質は一つ

歴史の長い道程で、時代の変遷、科学の進歩を背景に糖尿病の本質は変わっていませんが、「糖尿病とは」という定義は時代とともに異なっています。

糖尿病の本質とは

(1) 遺伝をもとに環境因子が加わって病気が明らかになっていくこと。

(2) 血糖を高いまま5年以上長く放置しておくと、糖尿病に特有の最小血管障害とよばれる三大合併症（①体中の神経がやられる神経障害　②目の網膜に出血が起き視力障害となる網膜症　③体の老廃物を排泄する腎臓が働きを失う腎症）が起きてくること。

糖尿病に特有のこの三大合併症でなくとも、血糖を高いままにしておくと動脈硬化、感染症として肺結核や肺炎にかかりやすく、皮膚におできができやすくなるといった合併症を起こしやすい。

(3) 血糖を異常に高いまま放置しておくと、最悪の事態では、ケトアシドーシスという状態になって血液が酸性になり、糖尿病昏睡で意識を失う。

これらの総合が糖尿病の本質といえます。

糖尿病とは、現在では「インスリンの作用の不足、または欠如によって慢性の高血糖値（血液中のブドウ糖の濃度が高い）状態が続き、放置すれば血管合併症が起きる病気」ということができます。糖尿病の勉強会などで「糖尿病とはどういう病気だと思いますか」と質問をしますと、いまだに返ってくる答えの一つに「尿に糖が出る病気」というのがあります。腎臓には、大切なエネルギー源になるブドウ糖を尿の中に捨ててしまうのはもったいないので、再吸収といって腎臓にきたブドウ糖を体に返す能力があります。しかし血糖値が160mg／dlを超えると、腎臓の再吸収能力を超えて尿に糖が出てしまいます。

●――「尿に糖が出る」から糖尿病とは限らない

したがって、糖尿病は血糖値が高くなりますから、「尿に糖が出る病気」といっても、全面的に間違っているわけではなく部分的には正しいのですが、正解ではありません。「腎性糖尿」といって血糖は少しも高くない正常値なのに尿に糖が出ることがあります。

また妊娠をするとホルモンの影響で腎臓の糖再吸収能が抑えられ、血糖が正常なのに尿糖が出て、胎児にはあまり悪い影響を与えない「妊娠性腎性糖尿」という状態もあるのです。糖尿病に関する研究に一生懸命取り組んでいる人々が糖尿病とは何かを集大成した、日本糖尿病学会編『糖尿病治療ガイド2004－2005』（文光堂）8ページには次のように定義されています。

「糖尿病とはインスリン作用不足による慢性の高血糖状態を主徴とする代謝疾患群である。2型糖尿病は、インスリン分泌低下やインスリン抵抗性をきたす素因を含む複数の遺伝因子に、過食（とくに高脂肪食）、運動不足、肥満、ストレスなどの環境因子および加齢が加わり発症する。1型糖尿病では、インスリンを合成・分泌する膵ランゲルハンス島β細胞の破壊・消失がインスリン作用不足の主要な原因である」

患者さんには、少し難しい記述ではありますが、これは現在のオーソドックスな考え方で、糖尿病を云々するときの基本となりますから、「尿に糖が出る病気」から離れ、一歩前進すると理解が深まり、思いがけない広く明るい世界が開けると思います。

現代文明病とはいいきれないが、生活習慣から増加の一途をたどる

糖尿病は現代文明病とはいえないにしても、現在では年々増加の一途をたどり、糖尿病患者さんと糖尿病の可能性が否定できない人を合わせた割合は、わが国では5人に1人と

糖尿病が強く疑われる人と糖尿病の可能性を否定できない人を合わせた割合（平成14年度調査）

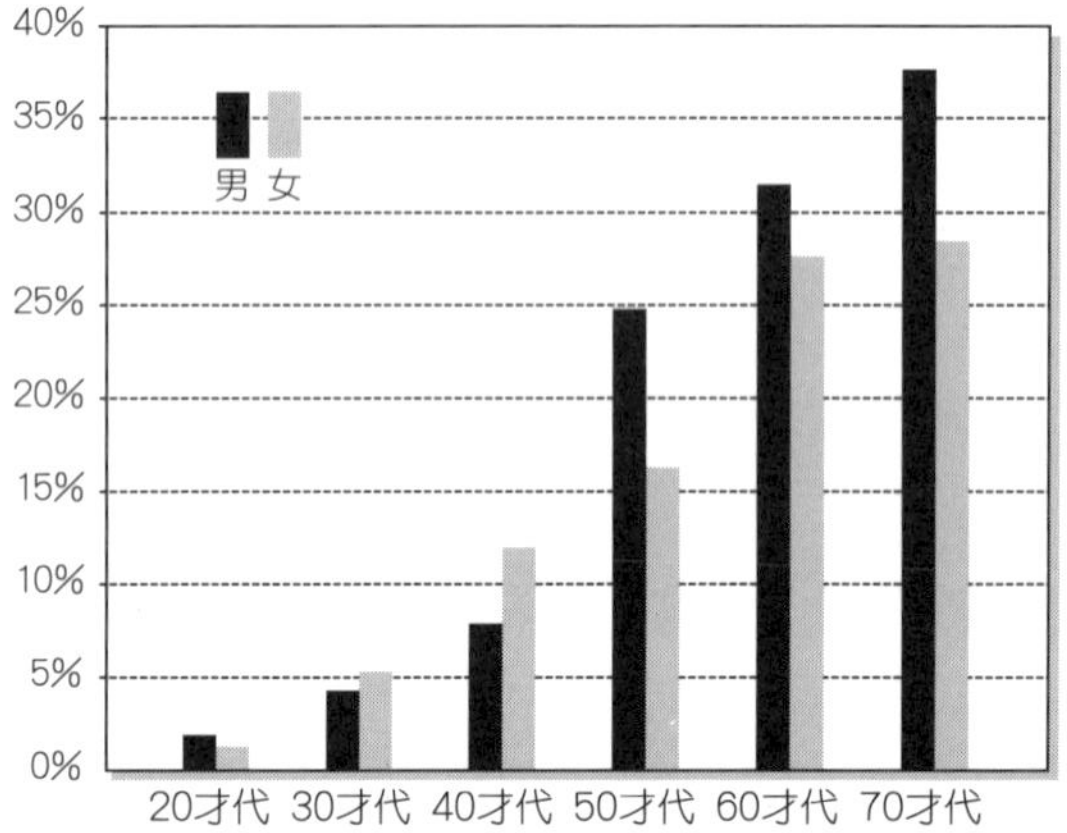

（厚生労働省）

いわれるまでになりました。現代は誰もが環境因子としての過食、運動不足、肥満、ストレスの機会にさらされています。さらに人口の高齢化が増加に拍車をかけています。

そのため、高齢化が加速する日本において、放っておけば今後もこの傾向はつづくでしょう。糖尿病患者さんも、可能性があるといわれた人も、いま健康な人も、糖尿病の本質を知ったうえで、生活習慣を見直して長い老後をいきいきと過ごしてください。

2 うちには糖尿病の人がいないので、私は糖尿病ではない

患者さんが初めて病院に来られると、私たち医療者は〝アナムネーゼを取る〟といって、いつからご自分の体に変調が生じたか、また何事か起きた時点から病院に来られるまでのくわしい経緯などをうかがいます。その病気のヒストリーは診断をつける段階でとても大切な行為です。医学生の時に、「きちんとアナムネーゼを取りなさい」と教えられ、また学生に教えもしました。正しい診断をつけることは、正しい治療につながります。そのため診断をつけるには、アナムネーゼ(病歴)聴取の重要性は60％を占め、必要な検査が20％、体を丁寧にみる診察が20％の役割を果たすと内科診断学で教わります。

前置きが長くなりましたが、「どうなさいましたか?」と病歴を聞く段階で、必ずといっ

ていいほど誰しもが言われる台詞《せりふ》は、「うちには糖尿病の人がいないので、まさか自分は糖尿病であるはずがないと思って放っておきました」と言うことです。

「うちには糖尿病の人がいないので――」という言葉のニュアンスには、言外に糖尿病は遺伝の病気という意味が込められていて、このこと自体は正しいと思います。2型糖尿病は遺伝をもとに、環境因子が働いて発症する病気ですから。しかし、家に糖尿病の人がいないから、私は大丈夫とは言えないのです。

●――症状が出てからでは遅い

糖尿病は発症しても、長い期間を無症状に経過しますので、検査をしなければ糖尿病があるか無いかはわからないのです。多くの病気は症状がその病気を見つける手がかりになりますが、糖尿病はガンと同じように、症状が出るまで放置すると、その間に合併症が進行するものです。糖尿病の診断にはいま、血糖値が用いられています。血糖値を用いて糖尿病をどう診断するかは、第4章でくわしく述べることにいたしますが、少なくとも空腹時血糖値126mg／dl以上は糖尿病と診断されます。

糖尿病があるか無いかを知るには血糖検査をするしかありません。糖尿病を早く発見し、早期診断、早期治療を行い、合併症を阻止しようという観点から、現在はどこでも検診が行われています。組織における従業員検診、市町村における住民検診、学校における学童、生徒、学生検診等々です。

この検診の中に糖尿病の検査が含まれているのです。尿の検査は簡単ですが、あくまでも尿検査はスクリーニングで、尿に糖が出ていることは糖尿病の診断の助けにはなりますが、それだけで糖尿病と診断することはできません。血糖値の高さが判断の資料となります。現在の検診ではたいてい空腹時血糖値とヘモグロビンA1c《エーワンシー》を同時に検査するところが多いようです。ヘモグロビンA1cは、血液の成分である赤血球にブドウ糖のついたものを測定していて、一～二ヵ月の血糖の平均を表わします。日本人の正常の平均値は4.3～5.8％ですから、糖尿病のコントロール目標を正常値に近くというと、6～6.5％になるわけです。

検診で糖尿病が見逃されることはまずありません。検診は糖尿病に限らず病気の発見の有力な手がかりになりますし、早く見つければ正常化に手間もかかりません。「家に糖尿病の人がいないので自分も糖尿病でないだろう」という発想は私たち臨床医からみると大胆すぎます。ぜひ検診を受けて、糖尿病があったら一刻も早く対策を教えてもらいましょう。

●――遺伝の素質を知ることも大切

血縁者に糖尿病があるかどうかは科学的に確かに大切な事項です。糖尿病の遺伝負荷を持っていると、妊娠時に糖尿病にかかりやすくなり、糖代謝異常を起こすことはよく知られています。妊娠中は母児ともに高血糖の影響を受けて、巨大児や奇形児が生まれたり、生まれときに新生児が低血糖を起こしたりします。そのため妊娠前に血糖のチェックを受けることが推奨されています。

また問診上では、血縁者に糖尿病がある人の約35％に糖尿病があります。両親が糖尿病であると100％遺伝すると言われています。アメリカ先住民の一つであるピマ族のことをご存じでしょうか。

彼らが広いアメリカ大陸を自由に駆け回っている時代には糖尿病はほとんどありませんでした。保護民族となってリザベーション Reservation と呼ばれる居留地に囲い込まれるようになると、血族結婚によってたちまち糖尿病が多くなり、現在では糖尿病の頻度は世界一で55％、つまり二人に一人は糖尿病があります。ピマ族は遺伝のよい例であるといえます。

いま、一次予防という言葉が流行っています。糖尿病になる素質のある人を糖尿病にならないように努力をさせることであり、本人もその努力をすることであります。糖尿病は決して怖い病気ではありません。未然に防ぐことも可能な病気なのです。

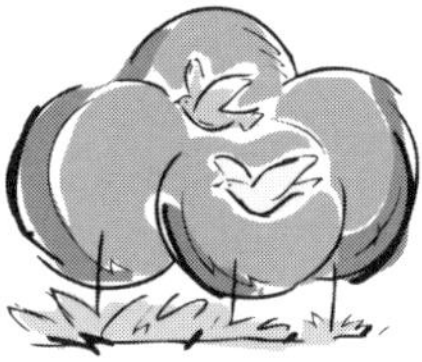

3 「なんの症状も無いので大丈夫」は大丈夫ではない

いま、日本の医療経済を大きく揺さぶっているものの一つは、糖尿病の合併症に国費がかかりすぎることであります。

平成15年7月に厚生労働省から発表された国民総医療費は31兆３２３４億円で、その中で糖尿病の1年間の医療費は1兆１７４３億円となっています。それでも、きちんと医療を受けている方は、糖尿病と診断されている方の約三割程度といわれています。

なぜ、これほど医療費がかかるのでしょうか。この大部分は、糖尿病性合併症の治療にかかっていると報告されています。

合併症が少なくなれば、患者さん個人の社会生活はもっと生き生きしたものになりますし、国の医療経済もぐっと改善されると思われます。

医療経済をも大きく左右する合併症に関する「間違いだらけの糖尿病の常識」について取り上げてみましょう。

「何も症状が無いから大丈夫」は危険

1 腎症の場合

紹介されて患者さんが外来においでになり、尿にタンパクが陽性に出ているとき、私は必ず「まあ！　どうしましょう。このままではあなたはいつか腎機能を失って血液透析をしなくてはならなくなりますよ」と申します。

すると、患者さんは決まって「大丈夫です。私には何も症状がないから大丈夫です」とおっしゃいます。症状が無いから大丈夫――は大丈夫ではありません。

日本人に多い2型糖尿病は、かなり進行しないかぎり症状が無いのが特徴です。長いこと血糖が高く、200mg／dlを超えていてもなんの症状もありません。300～400mg／dlを超えるようになってはじめて、のどが渇く、体重が減る、だるいといった症状が出てきます。この高血糖の間に、糖尿病合併症といわれる神経障害、目の網膜症、腎臓の病変である腎症が徐々に進行しているのです。

しかし、この合併症もかなり病状が進まないかぎり症状は出てきません。たとえば、腎症は尿タンパクが出ただけでは、なんの徴候もありません。腎臓が、いらなくなった老廃物を尿と一緒に捨てるという機能を失ったとき、はじめて浮腫、つまり「むくみ」として症状が出てきます。この段階では、もう腎臓の働きを元に戻すことは不可能で、血液透析の2～3年前の状態になっていると考えなければなりません。「症状がないから大丈夫」ほど怖い認識はありません。

2　神経障害の場合

初めてお目にかかった患者さんで、膝蓋腱《しつがいけん》反射(膝の関節の部分を叩いて、反射があるかないかによって神経障害の有無をみる検査。脚気《かっけ》の検査ではありません)もアキレス腱《けん》反射(アキレス腱を叩いて神経障害があるかどうかをみる検査)も出ず、神経障害が強く疑われる方が、よく「何も症状はありません。私は夫婦生活もきちんと可能ですから、なんの問題もありません」と言われます。神経障害があっても、全症例が性に関する問題を合併するとは限りません。糖尿病性神経障害を持つ人の約40％に性機能障害が現れます。つまり、糖尿病があり、血糖が高いままにしておいても60％の人には、性機能障害は出ないということです。

しかし、ヘモグロビンA1cが10％もありながら、夫婦生活が可能でなんの症状も無いから大丈夫とは、決していえないのです。血糖が高いと、どんな合併症が潜んでいるかわかりません。ことに神経障害はどの神経にも現れるので、「大丈夫」は血糖のコントロールがよいときにのみいえる台詞《せりふ》なのです。

3　網膜症の場合

血糖が以前から高いので、と紹介されてきた患者さんに、「眼底検査をしていただきましょう」というと、「目はよく見えてなんの症状も無いので大丈夫です」といわれる方がたくさんいらっしゃいます。網膜症もかなり大きな出血が起こるか、黄斑部《おうはんぶ》に病変が起こるまでは、かなり出血があっても症状として現れません。目の病変で大切なことは、光凝固療法の時期を逸して失明に至らないようにすることです。現在では、先天性でなく中途で失明する原因の第一は、糖尿病による網膜症だということも念頭に置いてください。

そのためには、血糖が高いことがわかれば、即座に、症状のある無しにかかわらす、眼科医の診察を受けることが大切です。

いずれの合併症も「症状が無いから大丈夫です」は、全く大丈夫ではない、かつ信憑性のない間違いだらけの常識の言葉であります。

●合併症は症状が無いまま進行する

糖尿病そのものも、糖尿病性合併症も、初めの段階では全く症状を持たないことが特徴です。血糖が高いことが見つかったら、即座に症状と無関係に、各合併症の検査を受けることが賢い糖尿病対処法といえます。

4 検診で糖尿病と言われたが、症状が無いので無視している

第3章に「なんの症状も無いので大丈夫」は大丈夫ではない——と題して、症状の無いことをよいことに、治療・管理を受けないでいると合併症がどんどん進み、国の医療経済も個人の社会生活も損なわれることを警告いたしました。「あなたは糖尿病ですよ」と言われたとき、なぜ糖尿病と診断されているのか、診断の根拠を知っていれば、糖尿病の存在を安易に放置することはないと思いますから、糖尿病に関する診断のお話をしようと思います。

血糖値の高くなる病気や病態は、糖尿病のほかにもあります。たとえば心筋梗塞や脳梗塞の発作が起きたとき、糖尿病と見まがうほど一過性に血糖値が高くなります。そのた

め、糖尿病を考えるとき、血糖値の高さだけで判定するのは難しいこともありますが、一定の診断基準がなければ何を基に糖尿病とされるのか、人々は困惑し統合がとれません。診断基準も時代の変化、研究の進歩変遷を受けて少しずつ変わってきています。

現在、日本で用いられている診断基準は、1997年にアメリカ糖尿病学会が診断基準を変えたのに連動して、日本糖尿病学会も日本の独創性を生かしながら、国際的に適合するような診断基準を1999年につくりかえたものです。

それは次のようなものです。

(1) 空腹時血糖値が2回続けて126mg/dl以上ある場合、糖尿病と診断されます。

(2) 朝、空腹時に75gのブドウ糖を飲んで検査を行う試験をブドウ糖負荷試験と呼んでいます。この試験で空腹時血糖値が126mg/dlか、またはブドウ糖を飲んでから2時間後の血糖値が200mg/dl以上の場合、糖尿病と診断します。この検査は多くは検診のあとの精密検査で施行されます。

(3) のどが渇く、体重が減る、だるいなど糖尿病の症状があり、かつ随時、血糖値が200mg/dl以上ある場合には、ブドウ糖負荷試験をせず、そのまま糖尿病と診断します。

(4) 糖尿病網膜症の所見がある場合にもそのまま糖尿病と診断されます。
以上のことをよく知っておかれると検診などで「糖尿病」と言い渡されても、放置することはなく、きちんと次のステップに進み良いコントロールの下に、合併症を予防することができると思います。

時間とともに悪化

先日、私の外来に見えた方は、前年の定期検診で空腹時血糖値132mg／dl、ヘモグロビンA1c 8.9％で「糖尿病だから専門医に受診するように」と指示されました。ご本人は糖尿病の知識は全くなく、なんの身体的変化もないので、その後はそのまま医師にはかかりませんでした。1年後の検診結果は空腹時血糖値335mg／dl、ヘモグロビンA1c 12.9％に悪化進展していました。41歳の将来ある壮年ですから、私はただちに教育とコントロールを兼ねて入院していただきました。前年のデータが示す状態であったなら、外来通院で「糖尿病とは、糖尿病にどう取り組むか」を教え、食事療法だけで充分コントロールができる検診結果であったのに、入院を必要としなければならず残念でした。

合併症で嘆かないために早い受診を

しかし、彼は1年の空白ですからまだ合併症もなく幸いでしたが、検診で空腹時血糖値130mg／dlとわかってから10年間放置したあげく、タンパク尿が出て紹介されてお出でになった患者さんもありました。その方はもうすでに顕性腎症第三期の後期といって腎機能が低下している状態に達していました。ご自分の糖尿病に対する知識の欠如と検診の結果に対する説明の不足を嘆かれていました。

私はこの方が血液透析が必要にならないように、クレメジンを投与しながら良いコントロールを守り続けていただいています。

検診で境界型、つまり糖尿病予備軍といわれても、きちんと通院して糖尿病を未然に予防している方もいますが、一方ではせっかくの検診結果を無効にしてしまって合併症と闘わなければならない方もいるわけです。このタイプの方は、当然、糖尿病といわれても症状がないので放置したという方です。

十人十色という言葉があり、英語でも“So many men, So many minds”という諺《ことわざ》があります。宣告されてもいろいろの反応があるわけですが、糖尿病に関しては、検診を受けて早く見つけ、早く対処するというたった一つの道があるのみです。

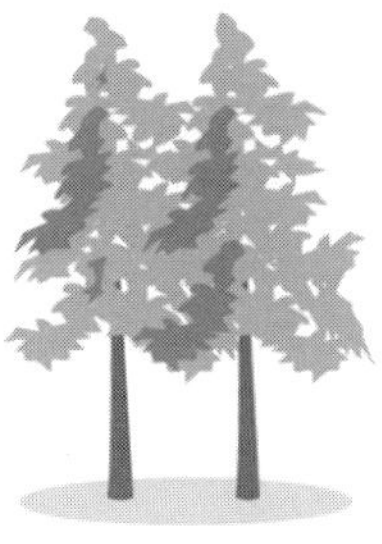

5 過信してはいけない民間療法

山村暮鳥の詩に「いつとしもなく」と題する作品があります。

いつとしもなく
めつきりと
うれしいこともなくなり
かなしいこともなくなつた
それにしても野菊よ
真実に生きようとすることは

かうも寂しいものだらう

これは人生の真実を語ったものですが、糖尿病の患者さんにとって、真実の治療もまたまだるっこく寂しいもののようです。そのため民間療法を過信して、血糖が高いまま合併症が進行している患者さんによくお会いします。間違いだらけの糖尿病の常識として、真実から遠い民間療法について取り上げましょう。

なぜ民間療法が好きなのでしょうか

糖尿病は慢性の病気で、虫垂炎（盲腸炎のこと）のように数日で完全に治ってしまい、忘れ去ることができるというものではありません。

けれども、「糖尿病の父」と人々から長い間尊敬されつづけた、アメリカのジョスリン先生の有名な言葉があります。“Diabetes is not curable, but controllable”（糖尿病は治癒することはできないがコントロールし得る病気である）というその言葉のとおり、良い血糖コントロールさえ保てば、健常な方と変わらない生活ができます。しかし、生活習慣を気にしながら良い血糖コントロールを保たなければならない日々が長期間にわたると、いささか苦痛を感じ、つい民間療法を信じてしまうのだと思います。

血糖が下がるという民間療法とは、たとえば酢卵やカボチャ、タマネギ、人参茶、根昆布、キンカン、アロエ、クロレラ、漢方薬、甘茶蔓、プルーン、スギナ、ドクダミ、イオン水など医学的にその効果が証明されていないものを、血糖降下作用があると信じて愛用している行為です。友人から奨められたり、広告に魅せられたりして服用し始めたというのが一般的のようです。

陣内冨男先生の調査*では、糖尿病患者さん657人中約50%は民間療法体験者であったと述べられています。さらに、これらの薬に対し平均月額１万円以上を使っている方が30%もおられ、全体で月平均７６７９円支払われているそうです。

●——合併症を予防できるほど血糖が下がるものはない

最近、代替医療といって、西洋医学で治療しきれないガンの末期治療などに対し、癒し系の治療行為がさかんに行われていますが、これと血糖降下作用を期待する民間療法とは、かなりニュアンスが異なります。何百種類もあるといわれている民間療法で、それを摂りさえすれば合併症を予防し得るだけ血糖を下げる効果があると判明しているものは、残念ながら今のところ一つとしてありません。

糖尿病の特徴である高血糖を是正する薬剤は、まずインスリンが実証され、世界中で用いられるようになりました。インスリンの次に開発された内服薬も、血糖を下げる効果があることを実証されたうえで患者さんに投薬されているものなのです。

人の糖尿病に効くかどうかの実験は、通常まず動物に使われてその効果、副作用を観察します。続いて健常人に使われ、次の段階で治験《ちけん》といって患者さんの許可を得て実際に投与されます。

このとき、安全か、副作用がないか、量はどの程度が最適かなど、研究と臨床の実験を繰り返して、厚生労働省の厳しいチェックのうえ、薬がつくられていくのです。

最近では、一つの発見から薬として市販されるまでに、約10年の期間と莫大な費用がかかるともいわれています。

●――甘い囁きにご用心

先日、私はデパートである果物を買いました。そこには次のようなことが書いてありました。

(1) 昔から民間医療薬として重宝されてきたヘルシーフルーツです。

(2) その効用は血圧降下、健胃、滋養、便秘、痔、肝臓病、活力回復などです。

(3) 繊維質やビタミン、カルシウムが豊富でとてもヘルシーなアルカリ性食品です。

(4) 酵素の働きで消化を助け、コレステロールの解消に最適です。

ここに「糖尿病」の文字が入っていたら、糖尿病の患者さんは果物を食べ過ぎてはいけないことを忘れて、血糖が下がると信じ、せっせと大量にこの果物を食べ、高血糖になってしまうであろうことが想像されました。

医師の言うことは意外に耳を掠《かす》めるだけですが、この種の宣伝は甘い囁《ささや》きのように脳裡に染みいるようです。そして、ヘモグロビンA1cは高くなり、合併症がすすんでしまいます。今日現在、血糖を下げる民間療法は残念なことにまだありません。日常診療の際の医師の忠告こそ、金言名句だと思ってください。

＊「民間療法の実態と功罪」『糖尿病の療養指導２０００』（診断と治療社）48ページを参照

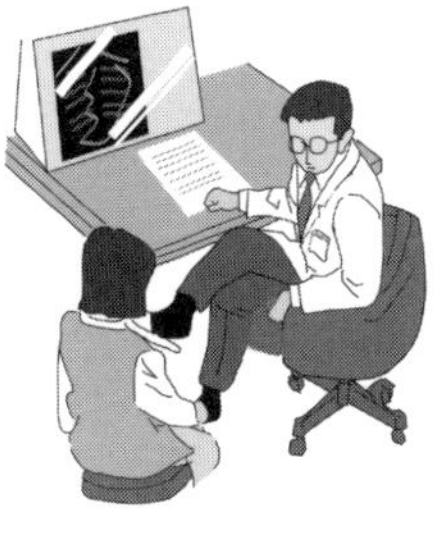

6 薬を飲んでいるから治療を受けている

私は大学で教授職になったときも、糖尿病センター長として管理職になったときも、一日たりとも患者さんを診ることを休んだことはありませんでした。それは自分の職務が、医学生を教えることであっても、基本的には臨床医であることと、患者さんを絶えず診ていると、糖尿病学の流れがよくわかり、いま何が問題であるかを、実感として感知できるからでありました。いまでもそうですが、それが臨床医としていちばん大切なことと肝に銘じています。

その日常診療のなかで、患者さんが間違って理解し、すでにまことしやかに糖尿病の常識のようになっていることが山ほどあり驚かされます。「薬（血糖を下げる飲み薬のこと・

経口血糖降下剤）を飲んでいるから治療は受けている」と考えていて、コントロールが著しく悪い場合もその一つです。

●――２型糖尿病の治療の基本はまず生活習慣病の改善

初めて私どもの糖尿病センターを受診された方で、ヘモグロビンA1cが13％や14％を超えている方に「今まで糖尿病の治療は受けていなかったですね」と言うと、「いやきちんと治療は受けていましたよ。ほら、このとおり」と言って10種類以上の内服薬を診療机の上にざらざらと出されるのは、いつものことであります。

先日も、49歳の男性がヘモグロビンA1c12％、随時血糖336mg／dlで紹介されて来院して来られました。10年以上薬を飲んでいたのでこれで治療はしていると思い、ごく普通の生活をしていました、ということでした。体重は90kgで肥満し、毎晩飲酒は欠かさず、運動など全くしていなかったと話されました。眼底に網膜症を認め、尿タンパク陽性、高血圧もあります。ＳＵ剤と呼ばれる糖尿病の飲み薬を３錠、ビグアナイド剤３錠、ブドウ糖の吸収を遅らせる薬を3錠。3種類の飲み薬を計9錠飲んでいて、血糖コントロールは全くできていないのです。

この症例の病跡を解析してみますと、次のようにまとめることができます。

(1) 患者さんは薬を飲んでいるので、糖尿病の治療は受けていると思っている。
(2) 薬を飲むことだけが治療だと思っているので、飲酒、喫煙、おやつなどの生活習慣は全く変えていない。
(3) コントロールが良くならないので、これでもか、これでもかといった調子で薬ばかりどんどん増えていったようだがコントロールは改善されていない。
(4) 糖尿病の治療を開始されるとき、薬だけもらい初期教育が頭に残っていない。

これだけの問題点を抽出することができます。

●——2型糖尿病の治療は (1)運動 (2)食事制限 (3)薬——の順序

多くの糖尿病患者さんは薬を最優先に考えているようですが、2型糖尿病の治療はまず運動を始めなければなりません。運動のできないような合併症のある重症者は別として、運動は2型糖尿病に特徴的な少ないインスリンの作用を強めます。運動といっても20～30分、早足で歩くだけでよろしいのです。

食事制限についても、食事は生活のエネルギー源ですから、きちんと腹八分目を守っておいしく召し上がってください。ただ血糖を高める糖質をたくさん含んだケーキ類、和菓子類、お汁粉の類、果物などの食べ方はよく注意することが大切です。コントロールの悪い女性の冒している食事の間違いは果物の食べ過ぎ、おやつの食べ過ぎが多いように思います。男性はアルコールの飲み過ぎが圧倒的に多いように思います。

運動をする習慣を身につけ、食事をきちんととって、それでも血糖が空腹時で140mg／dlを下がらなければ、初めて薬が考慮されます。

生活習慣を変えないで、いきなり薬を飲んでも決して血糖を下げるという効果は発揮されません。本来、薬は3回きちんと食事をすることを前提として一日1錠が処方されるものです。薬を多く飲めばより血糖降下作用が増強されるというものではありません。解析した前記の症例で、薬をたくさん飲めば血糖がそれなりに下がるものでないことは、実例としてよくおわかりいただけたことと存じます。

『ゆうゆう糖尿病』* 04年4月号の対談で、テレビ番組の制作で活躍されている澤田隆治氏が実行していると話されたのは、2型糖尿病の治療として典型的な優等生の見本です。つまりよく歩き、酒はめったに飲まず、甘い物を控えるという生活改変です。また糖尿病治療で大切なこととして、初めにコントロールに必要な条件、または約束事を教わることを初期教育とよんでいますが、この教育を受けることもとても大切なことです。

* 『ゆうゆう糖尿病』は㈳日本女医会100周年記念の公益事業として2年間にわたって出版された糖尿病の雑誌

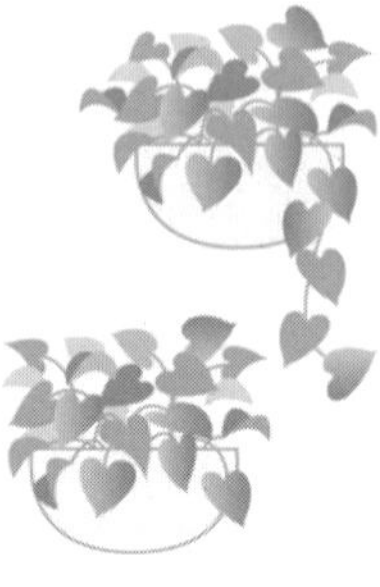

7 インスリン注射に関する間違いだらけの常識

現在は、糖尿病は人の膵臓でつくられるインスリンというホルモンの不足によって起きる慢性の高血糖状態であると定義されています。

インスリンの作用について

インスリンの作用は非常に多彩ですが、一番大切な働きは私たちが食べる栄養素である糖質、タンパク質、脂肪を貯えたり、エネルギーとして利用したりすることです。体の中の血糖を下げる唯一のホルモンで、正常の人の血糖値を常に一定の値に保ちつづけることができるのも、このインスリンの大切な役割です。このためインスリンは、主に骨格筋と肝臓に対して働いて血糖を下げています。インスリンが充分に作用しないと、筋肉、肝臓でブドウ糖が利用できずに血液中に増え、高血糖となるのです。

インスリンは、糖尿病の治療の中で使用される最も大切な薬の一つです。ご存じの方もあるでしょうが、1921年（大正10年）にカナダのトロント大学で、バンティングとベストによって発見されました。それまでの糖尿病という病気は、かかったら必ず糖尿病昏睡といって、血糖が高くなり過ぎ、血液が酸性になってやがて意識がなくなるか、感染症で死亡するという運命をたどりました。

●——死に至る病を克服したインスリン

発見の翌年、1922年からインスリンが治療薬として医療の現場で使われるようになり、そのおかげで糖尿病昏睡は激減し、糖尿病で死亡することは大変少なくなりました。インスリンは糖尿病を死に至る病から、糖尿病があっても普通の社会生活ができる病気に変えたばかりでなく、糖尿病があっても妊娠さえできるという、いくつかの不可能を可能に変えました。その死に至る病気の暗黒の世界を、光明の世界に変えたことで、2年後の1923年にバンティングは生理学教授のマクロードとともにノーベル賞を受賞しました。実際に実験のお手伝いをしたのはベストでありましたが、当時ベストはまだ医学生であったため受賞できず、バンティングが賞金の半分を分け与えたという逸話が残っています。

●―インスリンがどのくらい分泌されているかわかる

さらに、ヤロー先生(女性)は放射免疫測定法を開発し、血液中のごく微量のインスリンを測定することに成功し、この測定法を応用して体中のホルモン分布を知ることができるようになった功績で、1977年(昭和52年)にノーベル賞を受賞しました。

この放射免疫測定法のおかげで、糖尿病患者さんの膵臓からどれだけのインスリンがつくられているかを検査することができるようになりました。つくられるインスリンの一日量は、尿の中のインスリン量を測ることによって知ることかできますし、グルカゴン負荷試験とよばれるテストによって、その人の膵臓からどれだけインスリン分泌が保たれているのかを検査することも可能になりました。

これらの検査結果から、患者さんの糖尿病のタイプが1型糖尿病か、2型糖尿病かを区別することができます。また、いままで飲み薬で血糖コントロールされていた方が、血糖コントロール困難になったとき、その原因が食事療法の乱れによるものか、体の中にインスリン分泌が少なくなったために血糖コントロールが乱れてきたのかがわかるようになりました。私たちはこれらの検査を駆使して、患者さんは食事療法と運動療法だけでよいのか、それに内服薬を足してあげるべきか、インスリン注射にしたほうがよいのかを総合的に判断して決めます。

もちろん、インスリン注射が必要なのは、自己のインスリン分泌が全く無いか、非常に少ない場合です。また、インスリン分泌はあっても、手術をするとき、感染症のあるとき、妊娠のとき、肝臓や腎臓の働きがとても弱っているときにはインスリン注射をします。

インスリン注射はとても痛いというイメージがあって、みんなが嫌がります。嫌がるだけでなく、インスリン注射を始めると一生止められないので、やりたくないという答えが決まって返ってきます。これこそ間違いだらけの糖尿病の常識の一つであります。「あなたのいまの状態ではインスリン注射が一番よいので、そうしましょう」というと、「注射を始めたら止められないと、みんなが言っているから注射はしたくないです」といわれます。

この問答は、糖尿病の患者さんを診ている医師、看護師なら皆経験していると思います。現在、注射は31ゲージといって超極細《ごくぼそ》の針が使われていて、全く痛くありません。そのうえ、イノレットと呼ばれて、時計の形をした注射を連想させない優しい注射器まで使われています。インスリン注射をするのは、患者さんの膵臓でインスリンが十分つくられないので、足りない分を外から補っているためで、やり始めたら止められないのではなく、高血糖の影響が去って、インスリン分泌が回復すれば、また内服薬に戻すことも可能です。

インスリン分泌がないのに注射を止めれば致命的

一生インスリン注射の止められない方は、自分の膵臓からほとんどインスリンがつくられてない方で、こういう方がインスリン注射を不用意に中止すると、すぐ糖尿病昏睡に陥って生命の危険すら来たすこともあります。１９２１年以前のインスリンの無い時代と比べて、現在は素晴らしいヒトインスリンの種類がたくさんあり、文明の進歩を享受できる良い時代になっています。

間違った常識にこだわって医師を当惑させたり、自分の血糖コントロールを悪くして合併症を進ませないようにしようではありませんか。

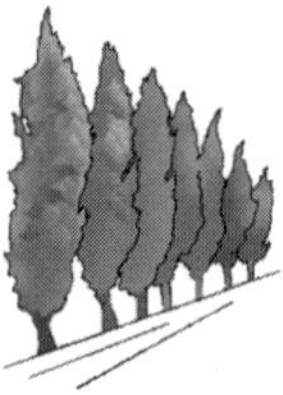

8 血糖を下げる薬は飲みだしたら止められないから飲みたくない

先に「インスリン注射を始めたら止められないから注射をしたくない」といった間違いに対して、それがなぜ間違っているかについて述べました。間違った考えを指摘したばかりでなく、血糖をコントロールできる文明の進歩を正しく受け入れましょうということも追記しました。

同じ発想の間違いだらけの常識として「内服薬（血糖を下げるための飲み薬）を飲み出したら、止められなくなるというから飲みたくない」と頑張る方に対して、「そんなことはありません」ということを、実際の症例の記録とともにお答えします。

糖尿病治療の目的は、いうまでもなく血糖をコントロールし、糖尿病合併症といって、血糖が高いために発症してくる目の網膜症や、腎臓の病気（腎症）、神経障害を予防することです。私たち医療者は、糖尿病患者さんが診療にお出でになると、病気の経過（ヒストリー）をお聞きし、診察をし、必要な検査の後、標準体重を割り出し、総合判断のうえ、この方にどの治療法が最良かを熟慮します。

そして2型糖尿病の場合は、まず控えるべき食事と、運動療法をお教えします。肥満の方には可能なかぎり体重を標準体重に近づけていただきますが、肥満していない方は1カ月後なお血糖値が140mg／dlを超えて高い場合に初めて内服薬を使います。

薬は状態に応じて処方

現在、血糖を下げる飲み薬は作用機序の異なる製品がたくさん開発されていて、患者さんの状態によってその患者さんに合った薬を自由に選ぶことができます。

内服薬を始めた患者さんへの効果はインスリン分泌の量などによって、ずっと飲み続ける必要のある方、半分で有効な方、すぐに飲む必要が無くなる方、とさまざまです。飲み始めたらだれもが一生飲み続けなければならないわけではありません。事例によってそれぞれ治療法も異なりますが、大切なことはコントロールを良くすることです。

私は、飲み薬に関しても、インスリンと同じように偉大なる医学の進歩の一つだと思っています。

使い方を間違わなければ、インスリンより簡単に血糖を是正することができるからです。インスリンを注射している方は、注射が必要なので習慣的に苦痛なく注射していますが、次の事例のように、変更してみると飲み薬のほうが簡単なことに気づきます。しかし、だれでも変更できるわけではないので、誤解しないようにしてください。

●——正しい服用の仕方

ここでもう一度、飲み薬の正しい使い方を確認しておきましょう。

(1) 飲み薬は量を増やせば効くというものではありません。これでもか、これでもかと量が増えても血糖が高くヘモグロビンA1cが8％以上の人は、もう一度、食べ過ぎていないか、運動は毎日しているか反省してみましょう。薬は1錠か半錠で充分で、多くても2錠までが原則です。

(2) 飲み薬を長く服用すると、膵臓のβ《ベータ》細胞が働かなくなるという実証はありません。血糖の高い糖毒性のほうが害があると思います。正しく飲んで血糖は正常近くに保ちます。

(3) 飲み薬は食事のすぐ前に飲むのが正しく、30分前に飲んで食事をしないのは低血糖の危険を伴います。

(4) 朝に飲むべき薬を昼食後や夕食後に服用してはいけません。

(5) 飲み薬も、一日3回食事をすることを前提にして処方されています。一日1回しか食事しないので夜に薬を飲むというのは低血糖の危険を伴います。指示されたとおり正しく服用しましょう。

ここにインスリン注射から飲み薬になった喜びの声を、私たちの糖尿病センターの会報から転載させていただきます。

【患者さんの声】

インスリン注射よ、さようなら
インスリン注射から飲み薬になった喜び

海老名ＤＭクラブ会員　飯島八重子（73歳　海老名市）

私が糖尿病と診断されたのは、３年前、70歳になってすぐのことです。食欲がなくなり、熱も出ましたので風邪と思い、２、３日も寝ていればよくなるものと思っていました。ところが、一向によくならず、歩くのも辛くなってきました。自分でもおかしいと思い、近所の病院に連れていってもらいました。一人ではとても行けませんでした。

レントゲン、尿、血液といろいろ調べた結果、肺炎と糖尿病と診断されました。血糖値が400もあったそうです。「紹介状を書いておくから、それを持って朝一番に入院の支度をして総合病院へ行くように」と言われました。

そして即入院。１カ月ほど入院しました。インスリンを打たなければならないと言われたときの悲しみは忘れられません。思わず涙が出ました。泣きました。お産以外には寝たことがなく、丈夫だったものですから、目の前が真っ暗になり、すっかり落ち込みました。兄を糖尿病でなくしておりますので、さらに不安は増しました。

しかし、気を取り直し、「なったものは仕方がない」と開き直って、前向きの姿勢になりました。けれど、朝夕2回のインスリン注射は大変でした。外出しても、時間には必ず帰ってこなければならず、旅行に行っても部屋の隅で隠れてそっと打っておりました。それが約2年間続きました。

ところが1年ほど前、大森先生に出会い、ご縁をいただきましたことは、私にとってとてもラッキーでした。先生は、私の膵臓からインスリンが出ているかどうかを調べてくださり、出ていることがわかりましたので、注射をやめて飲み薬に変えてくださいました。

もう一生、死ぬまでインスリンを打たなければならないものとあきらめておりましたので、大森先生には感謝の気持ちでいっぱいです。感謝しても感謝しきれません。糖尿病になったおかげで、白内障も見つかり手術していただきました。また、2年前には、2階の階段から落ちて両足大腿骨骨折で手術しましたが、幸い寝たきりにも車椅子にもならず、杖をつきながらですが、毎日1時間半から2時間は歩いております。お陰様でいまは、血糖値が空腹時90mg／dl

前後、ヘモグロビンA1cは6～6.5％くらいで落ち着いています。

これからも合併症を起こさないよう、食事療法と運動療法を頑張り、糖尿病と仲良くつきあっていきます。インスリンを打たなくなって本当に楽になりました。いままさにルンルン気分で生きています。

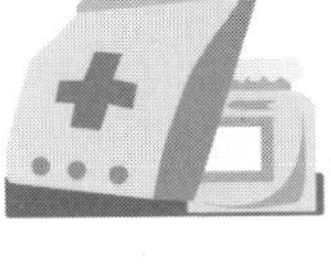

9 良くなったと言われたので治療を中断した

毎日、糖尿病の患者さんを診ていますと、いまでも糖尿病網膜症で失明寸前であったり、腎臓が老廃物を捨てる機能を失いかけて、血液の中に、クレアチニンという代謝産物が貯まって尿毒症になりかけた状態で、病院にお出でになる方にしばしば遭遇します。「まあ！どうしたのですか」と思わず叫んでしまうことが度々あります。答えはたいてい「とても良くなったと言われたので、すっかり治ったと思い込んで治療を止めてしまっていました」というものです。

血糖値が少々高くても何の症状もないので、「とても良くなった」と言われれば簡単に治療を放置するようです。症状がないことに加えて、糖尿病の三大合併症と呼ばれる神経、目、腎臓に合併症が起きるには、糖尿病の推定発症時期から5年ないし20年を要するため、「糖尿病で治療が必要です」といわれても、「何でもないじゃないの」と糖尿病を持っていることを忘れてしまわれるのもうなずけなくはありません。

●―初期教育の大切さ

糖尿病の治療でまず大切なことは「初期教育」です。初期教育とは、病気の見つかった初めの段階で、その本質をしっかり教わることです。糖尿病の初期教育で教えておかれなければならないことは、

(1) 糖尿病はインスリンの不足で高血糖が起きる。

(2) 高血糖値の状態を治療しないで続けておくと、特徴的な合併症が必ず起きてくる。とくに腎症は進行を止める薬がないので、良いコントロールを守り腎症にならない努力をしなければならないこと。

(3) 良いコントロールとは、高い血糖値を正常近くに維持することで、ヘモグロビンA1cが

7%以下（6.5%以下と設定する立場をとる方もいます）、空腹時血糖値120mg／dl以下、食後2時間血糖値150mg／dl以下とする。

(4) 血糖値を下げる方法は、糖尿病の状態によっていろいろの薬物が選択されるが、基本的には運動をすることと、食事療法として腹八分目を守ることである。

(5) きちんと良いコントロールを続ければ、糖尿病を持たない方と同じ人生を送り天寿を全うすることが可能である。

等々を学ぶことであります。

初めて糖尿病で病院に来られた患者さんには、私たちは最小限度、以上のことはお教えしていますが、初診ですでに合併症を持っている患者さんたちは、教えられなかったか、教えられても頭に入らなかったのか、「うるさいなー」と無視してしまっていたのか、理由は千差万別でしょうが、良くなったと言われて治療を中断し合併症が出るのは、糖尿病治療を専門にしている者にとっては残念でなりません。

治療の放置から合併症に

「糖尿病の父」と尊敬されつづけたアメリカのジョスリン博士は、先にも紹介しましたが、数十年も前に"Diabetes is not curable, but controllable"（糖尿病は治癒することはできないがコントロールし得る病気である）という名言を残しました。

「治ったと思って放置した」という迷言は、今後ただちに消滅することを私は希望します。

10代で糖尿病を発見され、とても良くなったと言われたので、病院に行くことを止めていたというB君は、いま30代で神経症があり自律神経障害の下痢に悩まされ、網膜症の黄斑浮腫のため視力障害にも苦しめられています。尿タンパク陽性で腎臓もやられています。せめて血液透析に進ませないよう、必死に良いコントロールを守っていただいていますが、糖尿病になった時点で、きちんと教育を受け糖尿病を踏み越える努力をしていれば、いま合併症に悩まされることはなかったはずです。

●——データが示す予後

私が東京女子医大病院に糖尿病センター長として勤務しているとき、腎症を専門に研究されていた高橋千恵子先生が、大変示唆に富む臨床研究を報告しました。糖尿病がもとで腎臓がその機能を失って血液透析になった患者さん130名を対象に、糖尿病発見から女子医大病院に初診するまでの臨床経過を調べたのです。

治療をしていてもコントロールの悪い人…130人中42人（32.3％）
初めから放置していた人…33人（25.4％）
治療を中止した人…31人（23.3％）
視力低下により糖尿病を発見された人…16人（12.3％）
自己流治療をしていた人…8人（6.2％）

生命を維持するために血液透析をしなければならなくなった人は、糖尿病といわれても治療を受けなかった人と、治療を放置した人を合わせて50％にもなっています。

いまからでも遅くありません。糖尿病と言われたらきちんと血糖コントロールを守り通し、合併症は絶対に寄せつけないようにすることが、間違いのない常識です。

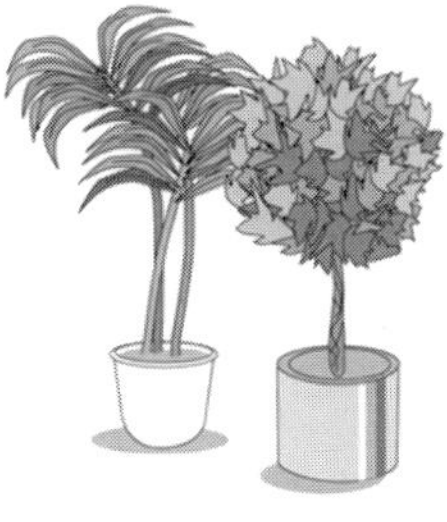

10 教えられたことは正しく守りましょう

第7章で「インスリン注射に関する間違いだらけの常識」と題して、よく患者さんで「インスリン注射を始めると一生止められないので、やりたくない」という人がいるが、なぜこの考えが正しくないかについて説明をいたしました。今回もインスリン注射や内服薬の用法の間違いについて記述しようと思います。インスリン注射は教えられなければできませんので教育のことから書きましょう。

糖尿病は食事をはじめとする日常生活と深い関係を持ちますし、インスリン注射を自宅その他において自身で行うため、自己管理が大変重要な疾患であります。「自己管理」という言葉は20年くらい前から流行し出しました。平田幸正・大森安恵編『糖尿病――正しい理解と自己管理のために』（有斐閣）という本が昭和58年2月に出版されました。この副題の「自己管理」という言葉は、当時においてはまだ実に斬新で、当を得ていると評判になりました。

自己管理ができるには、糖尿病のことをかなり知らなければなりません。そのため患者教育という考えがアメリカで生まれ、日本にも伝わってきました。現在、患者教育は糖尿病治療の大部分を占めるものとして、糖尿病専門医のなかに定着しています。

私は、患者教育とは難しいことではなく、百冊の教科書より温かい心と熱心さ、糖尿病の合併症をなくそうという人間愛をもとに行うもので、それによって患者さんを救い得るものだと確信しています。そして教育を行う立場にある指導者自身の学習こそ、なににも勝る教育ですから、糖尿病の患者さんを診るには、医師も看護師も常に勉強をしなければならないのです。

最近、糖尿病診療に携わる看護師、栄養士、検査技師、薬剤師さんなどが日本糖尿病学会のもとで試験を受け、糖尿病療養指導士という特別の資格を与えられて、患者教育に力が注がれるようになりました。患者さんがインスリン治療を始めるときなど、いちばん療養指導士が活動しています。

●――正しい自己管理を

インスリン分泌の欠如している人にとってインスリン注射は実に福音で神の恵みであります。自己のインスリン分泌が残余している2型糖尿病の人にとっても、インスリン注射によって高血糖による糖毒性が解消され、インスリン分泌が改善されて良いコントロールになります。コントロールが良くなったらインスリン量を減らして内服薬に変えることもできますので、インスリン注射を嫌がる人はだんだん少なくなってくると思います。

しかし、インスリン注射を始めても少しもコントロールの良くならない人がいて、その場合は次のどこかが間違っています。

(1) インスリン量が適切でない
(2) インスリン注射箇所が間違っている
(3) インスリン注射時間が間違っている

(4)　食事療法を守っていない
(5)　運動をやっていない

あまりコントロールが良くならない場合、私は常に以上の4点を再確認いたします。

インスリン量については医師の指示によるものですから、患者さんの責任ではありませんが、時々、指示量を確認しあわないと、かなり患者さん自身の勘違いや自己訂正などをしている方がいます。(2)のインスリン注射箇所については、驚くべき発見をしばしば経験させられます。どこでも自己注射のできる場所に間隔をあけて注射すべきですが、お腹の全く同じ場所にうち続け、堅くこりかたまった瘤《こぶ》をつくっている方を見受けます。これはインスリン注射によるリポハイパートロフィーと呼ばれ、インスリンの吸収がとても阻害されます。注射箇所を毎回変えると吸収が良くなり、良いコントロールにつながります。

●日進月歩のインスリン製剤

インスリン製剤の改善、進歩はめざましく、現在は注射すればすぐ血管内に吸収され、食事の寸前に注射のできる混合型のインスリンまでできています。従来使われていたインスリンは6量体が単量体に変化するまで30分を要し、食事30分前に注射しなければなりませんでした。「食事をする寸前に注射をしてもよいものがつくられて良かったですね。まさに文明の進歩ですよ」と言うと、

「いやー、いままでだって食べる寸前に注射していたから変わらねーよ。そんなに待てるものではねー」と平気でおっしゃる方がおいでになる。教育は大切で難しいものだとつくづく思わされます。しかし、この方は超速効型インスリンに変わって、今後はきっとコントロールが良くなるに違いありません。従来のインスリンと遺伝子組み換えのインスリンは、作用は同じですが分子構造も吸収時間も違いますので、主治医から良く教えていただいてください。

インスリン注射をしているから、食事療法も運動療法もいらないわけはありません。食事に気をつけることと運動は、糖尿病治療の基本であることもお忘れなく、良いコントロールを続けましょう。

今年も昨年に続いて、「インスリン50年賞」を3人の方が受賞されました。インスリンを

50年うち続けてほとんど合併症のない人生は心からの敬服に値します。昨年は東京女子医大病院における糖尿病患者さんの初めての出産例、向井孝子さんが受賞されました。今年も私が一時期主治医を務めた中山恒明先生が50年賞を受けられました。先生は一日3回のインスリン注射をしながら、国際的な食道ガンの手術法を樹立し、外科学教授として大車輪の活躍をされた方です。94歳のいま、加齢のご病気はありますが、糖尿病性合併症は全くありません。これはインスリン、糖尿病学の進歩もさることながら、立派な自己管理の賜《たまもの》と存じています。

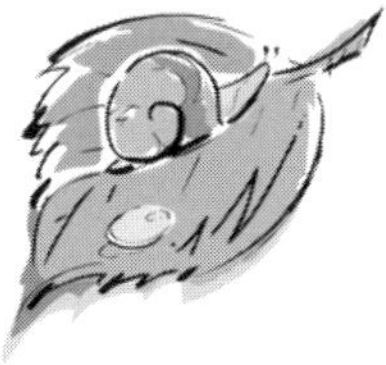

11 尿タンパク陽性と聞いて初めて腎症に驚くのは間違い

糖尿病を持つ方で、腎臓の機能がだんだん低下し、ついに人工腎臓である血液透析を受けなければ尿毒症になってしまうという方が年々増えています。日本透析学会の報告によりますと、以前は慢性糸球体腎炎で血液透析をしなければならない症例が圧倒的に多かったのですが、1998年から、糖尿病腎症で血液透析を導入される人が、腎炎を抜いて1位になってしまいました。1998年の1年間に透析導入された患者さんは、1万727人で全透析患者の35.7%でしたが、2003年には1万3、632人に増え、全透析導入患者数の41.0%を占めるようになりました。

血液透析になりますと、年間約500万円かかる医療費は国が支援しますが、1回の血液透析に4時間を要し、社会生活が著しく阻害されます。またご家族の心労も並たいていではないでしょう。

尿タンパクが出る前に

血糖コントロールの悪い人が約40％の率で腎症に進展します。もっとコントロールに気をつけるよう指導しても、煙草もお酒も止めない人がいます。ついに尿タンパクが出てきて初めて深刻に「どうしたらいいでしょうか、何に気をつければいいでしょうか」と真顔になります。それでは遅すぎるのです。

腎症はかなり長い潜在的な年月を経て、尿タンパク陽性の顕性時期を迎え、徐々に腎機能が低下して体の老廃物が捨てられなくなり、血液透析が必要となってくるのです。初期の段階には、尿の一般検査では尿タンパクはまだ出ていませんが、予知マーカーのマイクロアルブミン尿を測れば、将来腎症になるかどうかを知ることができます。マイクロアルブミン尿の出ている時期に良いコントロールを守れば腎症予防は可能です。それを無視して、ヘモグロビンA1c 8%以上を続け、尿タンパク陽性になってから決まって「どうしたらいいでしょうか」と問われます。

●――糖尿病性腎症の5段階

ご存じのように糖尿病性腎症は次のような五つの病期に分類されています。

第1期（腎症前期）、第2期（早期腎症期）、第3期A（顕性腎症前期）、第3期B（顕性腎症後期）、第4期（腎不全期）、第5期（透析療法期）です。尿タンパクが陽性になる前の第2期・早期腎症期にコントロールを良くしないと、悪化の一途をたどるばかりで、その時期を過ぎると明確な良い答えはありません。つまりここまで来たら根本的な予防法や治療法はなく、何とかして血液透析にならないように、一生懸命に喫煙、アルコールを戒《いまし》め、タンパク質の摂取制限や、血圧のコントロールに努めるなどの姑息的《こそくてき》な治療法しかないのです。

「尿タンパクが出ていますよ」と告げ、腎症の実態を改めてお話ししたら「きちんと病院に通ってきているのにどうしてくれる」と勢いよく開き直った方がいました。コントロールを良くする意味も合併症を未然に防ごうという意味も、尿タンパクが出るまでは理解しようとはせず馬耳東風でした。ヘモグロビンA1cが８％でも９％でも症状がなく、生活に差し支えないからでしょう。初期教育を受けず治療中断をしていた方に、この種のタイプが多いように思われます。

尿タンパクの意味を理解すること

私の勤める東日本循環器病院・糖尿病センターの壁には、外来、病室を問わず「良き友は神の贈り物、酒は悪魔の贈り物　聖典タルムードより」と書いて、コントロールの悪さを反省していただく目的で、あちらこちらに貼ってあります。ある日、コントロール不良、尿タンパク陽性、血中クレアチニンが正常域を超え、早晩血液透析になることが懸念される患者さんが、紹介されてきて初診になりました。尿タンパクの危険さ、血液透析の不条理などを外来でいくらお話ししても、危機感は全く無いようです。「先生、私は毎晩悪魔にお目にかかっています」と宣われました。この太っ腹というか、腎症への無感覚に、こちらが呆然自失の状態でありました。かくして血液透析に至るのかもしれませんが、網膜症に対する光凝固療法のような治療は、まだ腎症にはありません。どうか良きコントロールを等閑《とうかん》に付すことなく精進されることを祈念しています。

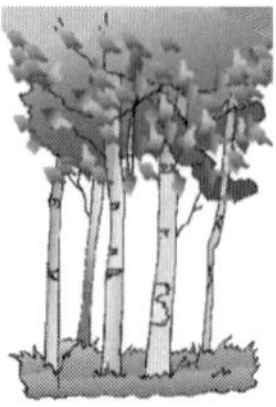

12

コントロールを良くしないで壊疽《えそ》を怖がっている

ほんとうの壊疽はほんとうに怖い！

「午前中の診療の忙しい時間帯にお邪魔をしてすみません」と前置きしてかかってきた電話は、東京女子医大時代の教え子からで、彼女が心を込めて治療、管理に当たっていた患者さんの訃報を知らせるものでした。

15年近く前、私たちのもとにその患者さんが紹介されて初めて入院して来られた時は、糖尿病の合併症が進み、心不全、腎不全、失明寸前の状態でした。患者さんは、日本の文化を支える知的職業に携わりながら、糖尿病に関しては極めて無知で、いつから糖尿病があったのか、糖尿病と言われても生活に何の支障もないので、目が見えにくくなり、仕事が不自由になるまで医療放置のままだったようです。彼女は血液透析をせざるを得なくなった患者さんの主治医として、15年近く誠心誠意の医療を施してきましたが、最終的には両足切断、手も壊疽《えそ》になってお亡くなりになりました、という悲しい報告をしてくださり、私は聞きながら涙がこぼれてしまいました。

仕事盛りのまだ若い患者さんが、目も見えず歩くこともできぬ過酷な状況のなかで、手の壊疽の耐え難い痛みに苦しみながら、不帰に旅立たなければならなかったことはどれほどか無念だったことでしょう。

●壊疽は治療の放置から

糖尿病のことはよく知らなくても、歌手の村田英雄さんが、壊疽で足を切断し、最後は糖尿病昏睡で他界されたことは、多くの人々がよく知っています。このお二人に共通していることは、かなり長い間、無治療であったことです。

糖尿病性壊疽の原因は、⑴末梢神経障害 ⑵下肢の閉塞性動脈硬化症 ⑶⑴と⑵が合併したもの、それらに細菌感染が加わってできてきます。

血糖が高いまま放置しておいて、一番先にやられるのは末梢神経のなかの知覚神経です。熱い、冷たい、痛いといった感覚が無くなるので、靴擦《くつず》れができても、釘《くぎ》を踏んでも痛みを感じません。その傷に黴菌《ばいきん》が侵入すると、皮膚組織の腐敗が始まり壊疽となるのです。

また高血糖を治療せず放置しておくと、動脈硬化が糖尿病を持たない人の2.6倍多く起きると報告されています。下肢の血管は大動脈でなく小さな血管ですから、動脈硬化が起きると血液の流れがスムーズでなくなり、酸素の供給ができなくなって、痛みを伴う壊疽があっという間に形成されます。高齢の患者さんの壊疽は、末梢神経障害と動脈硬化の混合したものが多いのです。

●無感覚から火傷に

若い患者さんには末梢神経障害による壊疽が多く見られ、ストーブの側で本を読んでいて、ご自分の足が焼けているのに気がつかず、臭いでやっとわかり大火傷《やけど》をした患者さんがいました。暑い日にプールサイドを裸足で歩いて壊疽ができた人もいます。熱さを感じる神経が働かないので、熱傷を負っても痛くないのです。「湯たんぽ」やお灸で火傷し、そこに黴菌が感染して壊疽になる人をよく見かけます。糖尿病患者さんは「湯たんぽ」の使用やお灸を据えることは厳禁です。

かなり前に外国の論文で、糖尿病の患者さんが陰萎をはかなんで、ご自分の陰茎にインスリン注射を行い、それがもとで陰茎に大きな壊疽ができ、「フルニエ症候群」として報告されていました。アイディアは素晴らしいのですが、少し愚かな悲しい出来事であります。

ヘモグロビンA1c 7％をずっと保っている患者さんに壊疽はできないと思います。壊疽は深さや広がりによって治療と結果が異なります。コントロールを良くすればすぐ治るものもありますが、敗血症の危険があるときなどは下肢切断に踏み切らざるを得ないこともあります。

壊疽は一般に足にできます。足は黴菌がいっぱいの不潔部位だからです。最近は血液透析の患者さんが多くなり、スチール症候群といって、冒頭の患者さんのように手指の壊疽が増えています。

日本でもいち早く、東京女子医大病院にフットケア外来を樹立した新城孝道先生は「最近は60歳を超えると、だるまさんになる患者さんが多いですよ」とおっしゃっていました。透析を受けている方は、時に壊疽で手も足も切断しなければならない場合があるわけです。大変生活が厳しくなりますので、壊疽にならないように糖尿病発症の時点からコントロールは良好に保ちましょう。

よく外来で、何と言っても運動もせず、煙草も止めないコントロールの悪い患者さんが「とても壊疽が心配です。壊疽で足は失くしたくないので。先生どうしたらよいでしょうか」と言われることがあります。私は即座に「壊疽になりたくなければ、壊疽の心配より先に、なぜご自分のコントロールが悪いかを心配しなさい。運動をすること、お酒を控えること、煙草を止めること、血糖を高くする甘いものを控えなさい」ときつく申し渡します。

13 ご飯を控えて、おかずをいっぱい食べている

私は、土曜日を除く毎日の午前中、糖尿病患者さんの診察を行っていますので、一週間におよそ150人の患者さんとお目にかかり、いろいろのお話を聞く機会があります。新しく紹介されてくる患者さんのタイプはさまざまで、糖尿病に対する思い込みもさまざまですが、共通して言えることは、皆さん申し合わせたように「ご飯は控えて、おかずをたくさんいただいています」ということです。

●——昔の食事療法

まだ、糖尿病学の進歩が著しくない明治時代の食事療法では、たしかに栄養素の一つで

ある糖質を控えることが主流でありました。したがって、たくさん糖質を含んでいるご飯を食べることは禁止され、肉や魚類、豆腐などのタンパク質を多く摂取していました。

ちなみに、平成12年 科学技術庁資料調査会編『5訂 日本食品標準成分表』に書かれている、精白米100g当たりに含まれる栄養成分は次のようなものです。

・炭水化物　77.1g（食物繊維を含む）
・タンパク質　6.1g
・脂肪　0.9g
・水分　15.5g
・無機質・ビタミンなど　0.4g

糖質が多いことがよくおわかりになると思います。

しかし、糖尿病に関する臨床、研究の進んだ現在の食事療法の主眼は、「バランスの良い栄養を、きちんと摂取する」ということです。極端に主食を制限しますと、かえってケトーシスという状態を引き起こして、糖尿病の高血糖を悪くさせる結果になることがわかってきました。

また反面、ご飯を食べないでその代わりにおかず（副食）を多くしますと、おかずのなかには、お米に代わる糖質を多く含んだ芋類、豆類などがあります。ご飯を食べないからと安心して、おかずを多く食べますと、血糖値が著しく上がる結果になり、糖尿病の血糖コントロールが容易につかなくなるわけです。

●――現在の食事療法

アメリカに「フードガイドピラミッド」という正しい食事の仕方を指導した図があります。それは、毎日きちんと食べるべき食品を基礎に幅広くとって、食べて好ましくない食品ほど三角形の上に積み重ねて表現しています。

毎日きちんと食べるべきもののなかに、ご飯、パン、麺類などの糖質が含まれます。次が野菜類、肉、魚の順で、三角形の頂点の最も控えるべき食品が、お菓子類、脂肪、アルコールとなっています。（図参照）

糖尿病の血糖コントロールのコツは、ご飯を茶碗一～二杯きちんと食べて、おかずを少

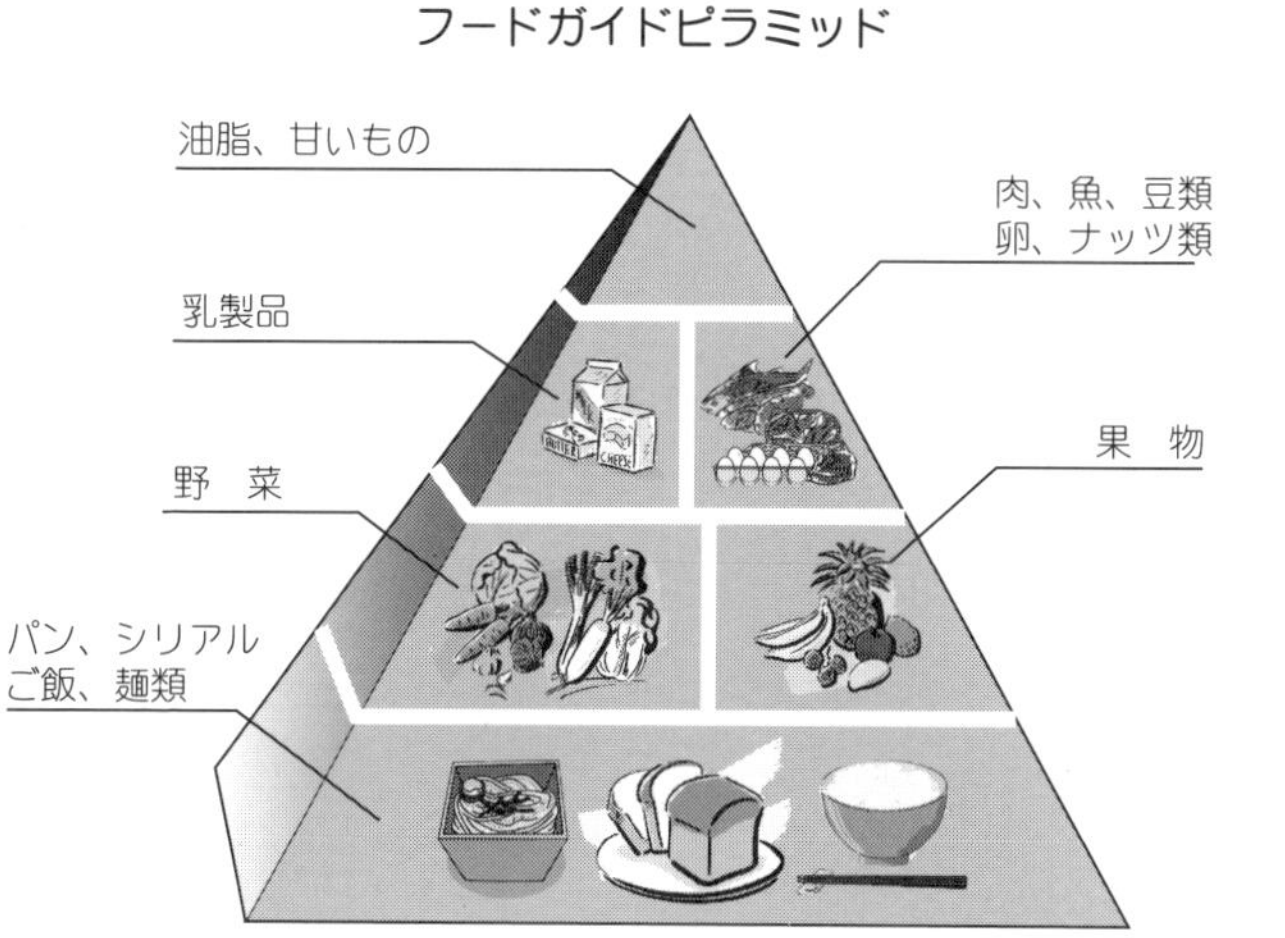

（アメリカ農務省・1992より改変）

なくし、それに必ず運動をすることです。

ご飯の効用を、栄養学のエキスパートである立川倶子先生が、糖尿病食を健康食として次のようにまとめています。

(1)ご飯は粒食であるから、よく噛む必要があり、消化吸収がゆるやかで太りにくい。

(2)ご飯のでんぷんの一部が難消化性でんぷん（レジスタントスターチ）として食物繊維と同じ機能をもつので、便秘、大腸ガンの予防になる。

(3)ご飯は淡白な味を特徴とするので、どんな食材、どんな料理とも組み合わせ可能で、パンや麺に比べ魚、肉、卵、大豆製品などの主菜と野菜などをバランスよくとることができる。つまり、ご飯を中心にすると食事のバランスがとりやすい。

(4) ご飯は淡白な味の主食であるから、子どもの頃からさまざまな食べ物を食べる習慣が形成され、正しく豊かな食習慣をつくることができる。

糖尿病があっても、食事は毎日の活動のエネルギー源です。ご飯を控えておかずをたくさん食べすぎないようにご注意ください。

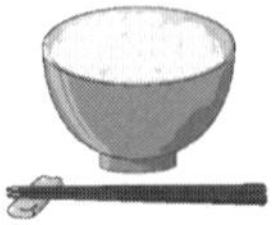

14 お酒を飲みたいので、ご飯を控えている

誰もが知っているお酒礼賛の言葉に「酒は百薬の長」というのが漢書にあります。「適度に用いれば酒は多くの薬の内で最も良い薬である」という意味で、英語にも〝Good wine makes good blood〟（良い酒は良い血をつくる）というのがあります。同じような意味でドイツの古い諺《ことわざ》に「良き酒は老人の牛乳なり」とも言われています。

しかし、お酒の多飲を戒《いまし》めた諺のほうが各国にもっとたくさんあるように思います。「酒神（バッカス）が人を殺すこと軍神（マルス）より多し」とか「酒が入れば、慎みが逃げていく」など書き上げれば枚挙に暇がありません。

私の最も好きな戒めの言葉は、ユダヤ5000年の歴史の知恵がつくった聖典「タル

ムード」のなかにある「良き友は神の贈り物、酒は悪魔の贈り物」というものです。日常診療のなかで、私は時々、大酒飲みの患者さんにこの言葉を紙に書いて渡しています。

毎日大勢の患者さんに接していると、必ず一人は「お酒を飲むときは、ご飯を控えています」あるいは「毎晩お酒を飲みたいので、ご飯を食べないようにしています」という方にお会いします。ここでいうお酒とは、日本酒のことだけではなくアルコール飲料一般を指していますのでご注意ください。

●──お酒には栄養素がほとんどないがエネルギーが豊富

皆様には、隠れたベストセラーといわれている日本糖尿病学会編の『糖尿病食事療法のための食品交換表』(日本糖尿病協会・文光堂─以下『食品交換表』とも表記)をご存じの方が多いと思います。糖尿病の治療として重要な食事療法は、エネルギーのコントロールと各栄養素をバランスよく摂取することが基本です。

食品交換表は、食品に主に含まれる栄養素によって、日常用いられる類似食品を6種類に分け、どれとどれが等エネルギー量として交換できるかを示しています。たとえば、ご飯の代わりにおそばを食べるとすると、どのくらいの量を食べればよいかがわかります。

お酒の中のビールや日本酒には、栄養素として糖質が少量含まれていますが、ビタミン、ミネラルなどは含まれておらず、栄養素としてみれば価値はほとんどないので、、どの食品とも交換することはできません。

ただ、アルコールは1g当たり7.1キロカロリーのエネルギーを産生し、実際に体の中では1g当たり5キロカロリーが熱源として利用されることが研究されています。

アルコール類は、アペリチーフといって食欲を亢進させる作用があります。したがって、このエネルギー量と、お酒を飲む時に一緒に、おつまみや副食類をたくさん食べることによって、食べ過ぎが助長されて血糖値が高くなります。

アルコールを飲むなら2単位まで

糖尿病があると、お酒は絶対に飲んではいけないのでしょうか。そんなことはありません。『食品交換表』(第6版)の89ページのなかに、1単位の酒量が書かれています。お酒の種類はいろいろありますので、飲んでよい量は、そのお酒に含まれるアルコールの量によって異なるわけです。1単位中のエタノール量は約10mlで、臨床研究から2単位までは飲むことを許されています。

2単位のアルコール量とは、血糖を上げず体重も増やさないことが、伊東三男先生の臨床研究から明らかにされています。ここにその量を挙げてみましょう。

ビール	400ml	紹興酒	120ml
ビール(発泡酒)	360ml	うめ酒	100ml
スタウトビール	240ml	しょうちゅう	100ml
ワイン	200ml	ウイスキー	60ml
日本酒	140ml	リキュール類	50ml

許容される量がいかに少ないか驚いておられる方もあると思います。これでは飲んだ気がしないという方は禁酒すべきですし、ご飯を減らしてお酒を飲むことの間違いがおわか

りいただけたと思います。

また「お酒は飲んでいませんが、焼酎は蒸留酒だからいいと思って飲んでいます」「ウイスキーなら糖尿病でも飲んでいい」という噂《うわさ》も、実に多くの口《くち》コミで根強く浸透しているようです。焼酎やウイスキーはたしかにアルコール濃度を上げるために蒸留したもので、蒸留酒には糖分が含まれていません。

糖分が含まれていないから、いいだろうとしたのは明治時代、糖尿病の治療に糖質制限を厳しく行っていた時代の遺物です。

現在は糖質制限ではなく、バランスの良い食事によるエネルギー制限の時代ですから、ウイスキーや焼酎がいいとは決して言っていないのです。都合のいいことのみを固守するのも間違っていると思われます。

私の恩師の平田幸正先生は、膝を叩いて上がらないと「脚気《かっけ》だ」と患者さんは言うが、いま膝を叩いてピンと上がらないのは糖尿病なのに、どうしてこう根強く生きているのでしょうか、と話しておられました。同じようにウイスキー、焼酎は飲んでいいと、なぜ現代に脈々と生きているのでしょうか。間違いだらけの糖尿病の常識の筆頭に上げてもよい誤解です。

アメリカ糖尿病学会の有名な研究に、糖尿病を発症させない予防的効果を、薬とライフスタイルで比較したものがあります。それによると、薬よりライフスタイルを変えた方が効果があったそうです。

糖尿病になっている方がお酒をたくさん飲みますと、アルコール性低血糖症が起きることがあると報告されています。アルコール性低血糖とは、長い時間きちんと食事をとらずアルコールのみを飲んで起きる低血糖で、肝臓からの糖新生が抑えられて起こると説明されています。またアルコールは時に、有痛性神経障害といって、ひどい痛みを伴う神経障害がありますが、これを助長させることもあります。試験管内の実験で、アルコールはインスリン分泌を抑えるという報告すらあります。

私は、やはり「良き友は神の贈り物、酒は悪魔の贈り物」を信じたいと思っています。

15 医師の言うことより、うわさの民間療法を信じたがる患者さん

生兵法はケガのもと

糖尿病学会の会員の方の調査によりますと、血糖を下げる、または糖尿病によく効くと謳った民間療法は実に２５００余もあるそうです。私が「へー」と驚いたら「もっとよく調査すれば万の単位ではないでしょうか」ということでした。そして糖尿病の方々を対象に民間療法を使用しているかどうか調査したら、実に56％、半数の患者さんが使用しているという結果であったと報告されています。

後の章でもいくつかの民間療法を取り上げますが、日々患者さんから聞く民間療法は本

当に数えきれないほど件数があります。今日も診察した患者さんのヘモグロビンA1cの値がいつもの6.7％から7.4％に上がっているので、何か変わったことがあったかどうか、うかがったところ、「桑の葉を煎じてつくった錠剤が糖尿病に効くと聞いたので、いままで飲んでいた糖尿病薬をやめて、それを飲んでいる」という答えでした。

「桑の葉は、お蚕さんが食べるものよ、あなたは人間でしょう」と私が笑うと、彼女は実際に血糖値も高くなっているので、「もうやめます」とあっさり認めました。

「鹿児島の友人が糖尿病に効くといって黒酢と酢卵《すたまご》を送ってくれたので、糖尿病薬の代わりに毎日それを飲んで、食べています」――涙ぐましいほどの友情も、ありがた迷惑このうえもありません。

「テレビ番組でタマネギが血糖値を下げると言っていたので、毎日タマネギを1個ずつ食べています」。これもご苦労さまの話です。タマネギ説を信奉して糖尿病の薬を飲まず、運動もしなくなったので、ヘモグロビンA1cは一気に上昇して、だから言ったでしょう、と言いたくなるほどに悪化している患者さんもおられます。

糖尿病に効くということで有名な、漢方のお薬の効能書きを見てみますと、糖尿病だけではなく、高血圧、腎臓病、婦人病、肝臓……等々とオールマイティの作用があるように書かれています。近代医学の進歩は各疾患の原因を究明している点に高度な専門性があり、それを基に特異的な効力のある薬剤や治療薬が開発されているのです。原因の違う何種類もの病気に共通して効くというのは、糖尿病に例をとると、サプリメントとしての何らかの効果はあるのかもしれませんが、血糖値を下げる力はありません。

「玄米は血糖値を下げると聞いたので、運動をする代わりに玄米を食べています」といって血糖値をひどく高くして来院された方があります。

玄米が血糖値を下げるなどという話は、いったい誰がつくって、どこから出てくるのでしょうか。玄米をたくさん売ろうとしてつくられた情報だとすると、悪徳としか考えられません。

日本糖尿病学会編の『糖尿病食事療法のための食品交換表』（第6版）の29ページを見てください。普通のご飯も玄米ご飯もカロリーが同じで、まだ炊いていない米25 gのカロリーは、玄米、もち米、押し麦も同じであることがちゃんと書かれています。

辻啓介監修『すぐ役立つ食べもの安心事典』（法研）89ページによりますと、稲からもみ殻を除いたものが玄米で、発芽に必要な成分がすべて残っている状態です。玄米には、ビタミンB_1・Eや食物繊維が精白米の4倍以上含まれているので、疲労回復、発ガン抑制、便秘解消、またよく噛むので過食も防げる、と書いてありますが、血糖値を下げるとは一行も書かれていません。

血糖値を下げるものについては日本糖尿病学会で真摯に受け止め、真摯に研究を推進するはずです。

●血糖値を下げる民間療法はない

なぜ信頼している医師の教えより、効果の実証されていない噂《うわさ》を信じるのでしょうか。それはきっと慢性的に気を付けなければならない療養に苦しんでいるからかもしれません。糖尿病に有効な民間療法はまだ発見されていませんし、血糖値を下げる民間療法もありません。民度を高くして、糖尿病があっても合併症の無い良き人生でありますよう祈念しています。

16 血糖を下げると誤認してはいけない食品 1
カボチャ

昭和30年代後半か40年代前半か定かではありませんが、有名な某新聞に「カボチャ博士」という見出しで、カボチャが糖尿病に効くという記事が書かれていました。

当時、日本独自の食品交換表ができたばかりで、糖尿病と食事の関係がとても華やかに取り上げられ、関心の高い時代でしたので、この記事は私もはっきりと覚えています。

いつもはヘモグロビンA1cを7％以下に保っている患者さんが、急に8.5％に増加させて外来においでになりました。無運動、食べ過ぎ、飲み過ぎなどについて質問しているうちに、「カボチャが糖尿病によいと聞いたので、いまカボチャのシーズンでもあり、毎食しっかりいただいています」という答えが返ってきて、すべてが氷解いたしました。「カボチャ博士」の精神は、いまだに生きていることもわかりました。それは、タマネギを食べると血糖値が下がるという誤った情報と同じように、人口に膾炙《かいしゃ》していることも理解されたのです。

カボチャには糖質が多く含まれる

いま、サプリメントという言葉が流行っています。言葉だけでなく、それを買って健康を保とうとする行為が大流行のようです。サプリメントは医薬品ではなく、健康を保持するための食事を補う食品として分類されています。この患者さんは、カボチャをサプリメントのつもりでたくさん食べていたようです。

しかし、サプリメントで糖尿病の治療に効果の認められているもの、つまり合併症を防ぐまで血糖値を充分に下げる作用を持つものはまだ一つもありません。

カボチャは血糖を下げるどころか、お米と同じように糖質をたくさん含んでいる食べ物です。日本糖尿病学会編『糖尿病食事療法のための食品交換表』（第6版）によりますと、炭水化物の多い野菜と種実として、ご飯と同じく表1に挙げられています。栗カボチャともよばれている西洋カボチャは1単位が90ｇです。皮がでこぼこしていて水っぽい日本カボチャは、1単位が160ｇとなっています。

西洋カボチャ90ｇは、目安として小さなカボチャの場合で1/8個に当たると食品交換表に写真まで載っています。ちなみに、ご飯は1単位50ｇ、さつまいもは60ｇでありますから、これらを比較してみると、いかに炭水化物が多いかおわかりいただけると思います。

●―カボチャは食べる量によって、表1か表6になる

『食品交換表』の表1に載っている糖質は栄養素としての炭水化物が18ｇ、タンパク質が2ｇ含まれています。糖質はエネルギーを供給する栄養素として非常に大切な食品ですが、摂り過ぎると血糖値は著しく高くなるわけです。カボチャ博士が言ったからといって、糖尿病の血糖コントロールをよくするつもりでカボチャを食べ過ぎると、血糖値は跳ね上がります。同書にも、「カボチャを少しだけ食べる時は、表6の野菜として扱いますが、食

べる量が多い時には、表1の食品として扱います」ときちんと書かれています。たくさん食べるときには、ご飯と交換しなければならないわけです。それをサプリメントのような感覚でたくさん食べますとヘモグロビンA1cは一挙に上昇します。

●──食べ過ぎは禁物

カボチャは、カンボジアから輸入されたので、このような名前が付いたようです。西洋カボチャ90gの中には、3.2gの食物繊維が含まれています。体内でビタミンAに変わるカロチンや、ビタミンA、ビタミンCなどもたくさん含まれているので、カボチャを野菜として少量食べると健康によいことが証明されていますが、「カボチャ博士」のいう、血糖値を下げる食品では決してありません。カボチャの食べ過ぎは、血糖値を上げて血糖コントロールを乱す元凶で、「糖尿病に関する間違いだらけの常識」の一つとして記憶に止めていただきたいと思います。

17 血糖を下げると誤認してはいけない食品 2

リンゴ

●リンゴの効用

あるテレビ番組で、ナシを食べると血糖が下がると放送したので、好きでもないナシをわざわざたくさん購入し、しっかり食べて血糖が著しく上昇した患者さんがありました。リンゴを食べると同じように血糖が下がると教え込まれて、金科玉条のごとく大切に守りつづけてコントロールを悪化させた患者さんもおられます。リンゴも血糖を下げるどころか、食べ過ぎるとかえって血糖が上がりますのでご注意ください。

辻啓介監修『すぐ役立つ食べもの安心事典』119ページによると、リンゴの効用として次のようなことが挙げられています。

(1)リンゴ酸やクエン酸が多く含まれるので咳やむかつきを抑える働きがある。

(2)アップルフェロンは歯に虫歯菌をつきにくくし、虫歯を予防する。

(3)リンゴ100gのなかには、カリウム110mgを含むので血圧を正常に保ち筋肉の働きを良くする効果がある。

(4)水溶性食物繊維のペクチンが多いので便の量を増やし便秘と痔を防ぐ。

(5)満腹感を得やすいため肥満を防ぐ。

(6)コレステロール値を下げ動脈硬化を予防する。などの効果が期待されます。

と書かれています。

ここに糖尿病予防にも効果があると追記されていますが、糖尿病との関係は本稿の主眼ですので後で充分説明します。また、リンゴの効用として、奥田拓道監修『健康・栄養食品事典』(東洋医学舎)には、リンゴは果糖、ブドウ糖が多いので、0.5%も含まれるクエン酸、リンゴ酸、酒石酸などの有機酸との相乗作用が疲労回復に役立つ、と書かれています。

リンゴの原産地は中央アジアのようですが、ヨーロッパでのリンゴの歴史は400年前にも遡ると言われています。イギリスでもアメリカでも“An apple a day keeps the doctor away”（一日1個のリンゴは医者いらず）という有名な諺があるほど、リンゴは健康食品として尊重されています。しかし糖尿病の高血糖に対して効果のあるものではありません。

●リンゴで血糖を下げることは大変

なぜか患者さんに都合の良いことは、飛脚のような俊敏さと無言の静謐さで、あっという間に人々に伝わっていきます。「リンゴは糖尿病を良くする。リンゴを食べると血糖が下がる」と果物好きの患者さんはみんなそう信じているようです。急にヘモグロビンA1cが7％を超えコントロールが乱れてきたので聞きただすと、リンゴを一日に二つも三つも食べているということでありました。

日本糖尿病学会編の『糖尿病食事療法のための食品交換表』では、「くだものはビタミンの補給に大切なので、一日一単位程度は食べましょう。最近のくだものは糖度が高く、糖尿病の方では血糖の上昇や血中の中性脂肪の増加をまねく場合があります。食べ過ぎないように注意しましょう」と書かれています。

リンゴの1単位は150gで、中くらいの大きさでは半個分です。たくさんのリンゴを食べるとかえって、いかに害になるかがわかると思います。

最近、親しい知人からリンゴが送られてきました。赤くきれいなリンゴの間に「おいしさと健康のすてきな関係」というパンフレットが入っていて、その中に「糖尿病患者にリンゴを与えると血糖やコレステロールが低下します」と、弘前大学・武部名誉教授の言葉が載っていました。

武部教授はよく存じ上げ尊敬している方ですので、すぐお電話で事の次第を申し上げたら大変驚かれて、すぐ抗議いたします、ということでした。先生はさすがにきちんと実験データをお持ちで、「リンゴに含まれる水溶性食物繊維のペクチン16gは、たしかに血糖を下げますが、リンゴ1個に含まれるペクチン量はわずか0.6gですから、リンゴを1個や2個食べても血糖は下がりません。むしろ血糖は上がります。とんでもない話です」というお答えでした。

おいしく、可憐で美しいリンゴが、売らんかな主義の商品として利用されたり、糖尿病のコントロールを乱すような役目を背負わされると、東北の誇る秋の女王は悲嘆にくれて地に墜ちてしまうのではないでしょうか。

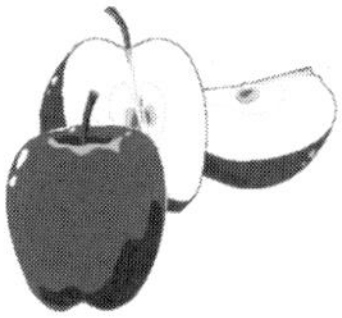

18

血糖を下げると誤認してはいけない食品　3

タマネギ

ある医学会の特別講演で、さる名高い政治家が「社会はもっと上手に女性を重用すべきである。女性を相手に講演をすると、一人の女性が帰宅して家族に話をするので5～6人に話をした宣伝効果がある。男性に話をすると一人で聞いてそれっきりである」といったことを話されました。このことは、まさにテレビの健康番組で「タマネギは糖尿病によく効く」と聞いて、糖尿病を持つどこのご亭主もみな、タマネギを食べ始めた現象に当てはまります。

同じ番組でナシが2型糖尿病に効くと聞いた奥様が、ナシの嫌いなご主人にしこたまナシを食べさせたため、ヘモグロビンA1cを1ヵ月に1.5%も高くした方がいました。

タマネギはナシのように、血糖を直接上げることはありませんが、タマネギが糖尿病に効くと聞いて、いままで飲んでいた血糖降下剤を止めてしまって、タマネギを薬代わりに食べてかえって血糖値が高くなってしまったという、笑い話にもならない実話は少なくありません。

●──おそるべきテレビの力

この番組はタマネギ、ナシに限らず次から次へと食品を取り上げて「糖尿病に効く」と放送しているということで、その信仰の浸透度は驚くばかりです。この番組に人気があるというばかりでなく、テレビその物に不思議な威力があります。かつて私は教授の現職時代に何度かＮＨＫの健康番組で糖尿病の講義を担当したことがあります。診察室でいくら「ヘモグロビンA1cの目標値は７％以下が許容域であり、6.5％以下をnear normal（正常近く）といってこれが本当の目指すところです」と教えても馬耳東風の患者さんが、「テレビでヘモグロビンA1cは正常近くにと言っていました」と反応します。同じ講師の大森が同じことを診察室で言っても説得力はないのですが、テレビという画像を通すと強い教育効果を発揮するのは不思議な現象です。

きちんと教えられたとおりに糖尿病の治療として、運動をし、投与された薬を飲んでいれば、タマネギを食べたとしても、カボチャやナシのように糖度の高いものではありませんから、さほど実害はないとは思いますが、あたかも糖尿病の特効薬のような感覚で、スーパーマーケットを品切れにするほど愛用されるのはいかがかと案ぜられる次第であります。

辻啓介監修の『すぐ役立つ食べもの安心事典』によると、タマネギは中央アジアが原産で、江戸時代初期に日本に入ってきて明治になってから普及し、食用としてだけでなく薬用としても用いられてきたそうです。「健康成分は、タマネギを切ったとき目にしみる硫化アリルという成分で、これがさまざまな作用をもつ」と書いてあります。

●――正しい情報を

その作用とは、「血液凝固を阻止する効果、ビタミンB_1と結びついて、筋肉疲労や慢性疲労も和らげる効果、抗ガン作用やストレス解消さらに睡眠をうながす効果も認められ、白血球を活性化する成分も含まれています」と書かれていますが、どこにも血糖を下げる作用のある成分が含まれているとは書かれていません。

どこから糖尿病に効果があるという話が生まれたのでしょうか。

私は実際にその放送を聞いたのではありませんから、タマネギが糖尿病に効くという説に解釈を加え、解説することはできませんが、ある本の中に、タマネギに含まれる成分の「アリルプロピルジサルファイドは血糖を下げる作用がある」と書かれています。しかし、これはリンゴが血糖を下げるという原理と同じです（98ページ参照）。

リンゴに含まれるペクチンで血糖を下げようとすると大量のリンゴを食べなければなりませんし、逆に大量のリンゴに含まれる糖分で血糖は上がってしまいます。血糖を下げるのに有効な量のタマネギを毎日食べることは、栄養学的に不可能なことです。また、動物実験で血糖が下がったからといって即、それを人に応用することもできません。

お茶の水女子大学生活環境研究センター近藤和雄教授の次のお言葉はとても説得力があります。先生は赤ワインのポリフェノールの研究で大変に有名な方です。「ポリフェノールを含んだ赤ワインが動脈硬化予防に関係があるといって、たくさん飲み、アルコールによる障害を来たすことを忘れてはいけません」

診察のたびごとに、「タマネギを食べていますが血糖は良くなっているのでしょうか」から「タマネギを食べた方がよいでしょうか」までさまざまな質問を受けています。何と有名な話に成長したものであろうかと驚かされますが、漢方薬と同じで、血糖を下げる食品はまだ市場に登場しておりません。大切な体を盲信によって障害化することは慎みたいものです。

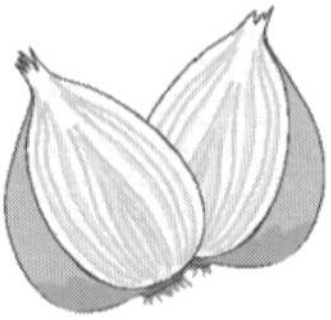

19 黒酢、酢卵、ハチミツ

血糖を下げると誤認してはいけない食品 4

糖尿病の治療の究極の目的は、高血糖を基盤とする合併症を予防することです。そのため血糖コントロールのマーカーであるヘモグロビンA1cを7%以下になるよう指導しています。いつもヘモグロビンA1cが7%以下に保てている患者さんが7.5～7.9%になったとき、医師として考えなければならないことは、⑴アルコールの飲み過ぎ ⑵果物、菓子類の食べ過ぎ ⑶運動不足などの原因であり、それらを矯正するよう指導していきますが、時に思いがけなく、黒酢が糖尿病に良いと聞いたので黒酢だけを飲んでいます、という患者さんに最近は結構、遭遇します。

ここにカボチャ、リンゴ、タマネギに続いて、血糖を下げるということで大変に知名度の高い黒酢、酢卵、ハチミツの本体が何であるかを紹介し、良い食品ではありますが、糖尿病の治療薬ではないことについてお話しいたします。

黒酢について

黒酢《くろず》とは、お米を原料にした天然の醸造酢である米酢《よねず》をさらに1～2年、適正環境下で熟成させたもので、麹菌《こうじきん》や乳酸菌の作用で琥珀色《こはくいろ》に変わっていくので黒酢と呼ばれるそうです。（奥田拓道監修『健康・栄養食品事典　2002-2003改訂新版』参照）

黒酢は熟成に時間をかけることによって、有機酸、水溶性ビタミン、アミノ酸などの健康有効成分が増し、コレステロールの改善、HDLコレステロールの増加作用、血圧降下、抗アレルギー作用があること、そして最後に血糖値の低下があると書かれています。

また、アメリカの糖尿病学会から出版されている医師向けの大変有名な月刊雑誌*Diabetes Care*の04年1月号に「お酢がインスリン抵抗性あるいは2型糖尿病患者のインスリン感受性を改善する」という小報告が載っていました。その報告によりますと、20gのリンゴ酢を水に薄めて飲み、2分後に試験食を食べた結果の血糖値とインスリンの変動を

30分、60分後に観察しています。そして血糖値もインスリン値も低下したと書かれています。血糖値が下がったことは良いとしても、白人の糖尿病では、インスリンが効きにくく、日本人とは反対にインスリンが高いことが問題です。お酢によってインスリンの感受性が高くなるからといって、それをそのまま日本人に当てはめて、お酢は血糖値を下げると、短絡的に喜ぶことはできません。報告では、お酢には糖尿病薬であるアカルボースやメトホルミンと似た作用があるのかもしれないが、糖尿病治療への効果については、さらなる研究が必要であると結んでいます。

『糖尿病は薬なしで治せる』（角川書店）という本を書かれた東京農業大学教授の渡辺昌《しょう》先生もその本の中に（58ページ）「学生が酢飯《すめし》は血糖値を上げないことを発見し報告にきました」「どうも酢は口の中で糖分を消化するアミラーゼを阻害するからではないか、と思っています」と書かれていますので、直接先生に、どのくらい血糖値を下げたかをうかがってみました。先生のお答えは「酢を食前に20 ml飲んだ場合は有効であったが、10 ml、15 mlでは血糖を逆に上げてしまい、お酢が血糖値を下げると結論づけるところまで研究は進んでいません」ということでした。

付け加えさせていただきますと、渡辺 昌先生はご自身が糖尿病で、10年前に診断されたときヘモグロビンA1cが12.8％あったそうです。先生は「食と健康」を研究するお立場にあることと、生活習慣病に関する疫学研究をされていることから、自ら進んで糖尿病の初期治療を食事と運動にかけ、薬なしで見事に血糖コントロールに成功し、立派な治療モデルとなっている方です。

私も本書の中で、繰り返し「糖尿病の治療の本質は運動と食事療法です」と申していますが、そのことに関して、渡辺先生のご本は大変説得力がありお見事です。ご一読をお薦めいたします。

私としては、20gのリンゴ酢を毎日飲用することは、血糖が下がるとはいえ至難の業だと思いますし、わずか2～3ccの黒酢でも、血糖降下の直接作用より酢の胃の壁に対する影響で減食に結びつくのではないかと考えている次第です。

糖尿病の患者さんが好んで食べたがるカボチャやタマネギ等、食品の中に含まれる血糖を下げるといわていれる、または信じられている有効成分の発見は、時間と費用をかけて今後じっくり研究をしていく必要があると思います。

酢卵について

看護糖尿病教育学会の会長より頼まれた講演を終えてから、日本初の女性医師、シーボルトお稲の学習跡を訪ねようと思い立ち、伊予路を旅行したときのことです。呼び止められてしっかり酢卵《すたまご》の宣伝を受けました。患者さんが「酢卵、酢卵」とはやして人気が高いので私も試飲してみました。

パンフレットには「酢卵はインスリン注射や食事療法に代わる代替医療として、充分有用なものととらえてもらいたい」と書かれていました。酢卵はパパイヤ果汁を発酵させたお酢に有精卵を混ぜ、それにガラクトオリゴ糖、アセロラ、ユズなどを加えて、血糖の気になる人を対象として販売していました。

100g中に炭水化物は33g含まれ130キロカロリーのエネルギーがあります。一日に50ccを薄めて飲むのですが、糖尿病のインスリン注射の代替えにするのはとても危険な考え方だと思います。

ハチミツについて

人々の好きな食品にハチミツがあります。とくに糖尿病の患者さんの中には、「ハチミツは元気の元だからいっぱい食べています」という方がおられます。前出の『健康・栄養食品事典』によりますと、ハチミツの成分は水分20％、ブドウ糖40％、果糖40％になっていて甘さも強い。ハチミツの効用としては、脳の働きを穏やかにするセロトニンの成分があり、神経がくつろぎ熟睡できる由ですが、日本糖尿病学会編の『糖尿病食事療法のための食品交換表』（文光堂）によりますと、ハチミツ1単位は25ｇ、砂糖1単位は20ｇで、効用があり元気が出るからといって、ハチミツをたくさん食べると血糖は上がってしまいます。

患者さんが「糖尿病に効くといわれるので、用いたい」とよく話される食品の代表をここに取り上げましたが、ここに上がらないものでも五万とあります。まどわされることなく、運動をよく行い、腹八分目の原則を守って良いコントロールを続けましょう。

私の敬愛する友人で、糖尿病の専門医としてとみに高名な羽倉稜子先生は、胃と大腸の二つのガンの手術を受けた健気な方です。彼女の名言は「ガンの治療は自分ではどうすることもできず、良い医師に巡り会うしかありませんが、糖尿病の治療は自分でいかようにでも頑張って良いコントロールができます。糖尿病は患者さんが努力すればするだけ報われる病気なのです」であります。血糖を下げるという煽動に錯乱させられないために、正しく糖尿病を理解し賢く生きましょう。

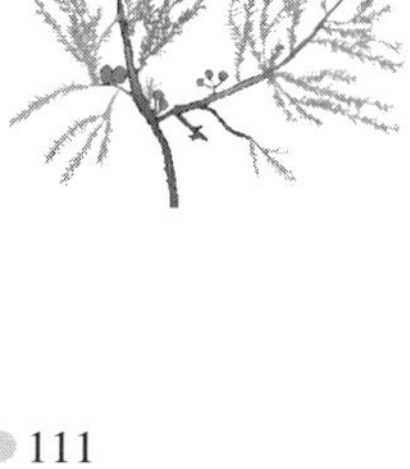

20

いろいろの効用があるサプリメント

ご用心！　血糖を下げるものはない

サプリメントといわれる「いわゆる健康食品」の流行はかなり前からありましたが、最近とみに隆盛をきわめているように思います。売られている商品が、いわゆる健康食品か医薬品かの区別がつかない人が多く、「血糖の気になる方へ」「糖尿病に効果抜群」「血糖が下がる○○食品」などの魅惑的な広告にのせられて、本来の糖尿病薬を止め、そちらを愛用してコントロールを乱す方がたくさんおられます。

●――サプリメントとは

この章では「いわゆる健康食品」と呼ばれるサプリメントとは何か、サプリメントの有用性、サプリメントは糖尿病の血糖を下げる薬ではないことなどについて書きます。

健康食品とは、サプリメントとは、という明確な定義は見つかりませんが、小山享先生の「健康食品の定義と分類」（雑誌『肥満と糖尿病』第2巻第5号、２００３年、166ページ）を読みますと、健康食品とは「健康に好ましい効果を期待して通常の食事とは別に摂取する食品」としています。その中に含まれているのが「いわゆる健康食品」またはサプリメントと呼ばれているものです。

サプリメントとは英語で付録、補遺《ほい》、別冊付録などを意味し、医学雑誌では増刊号や特別号をサプリメントと呼んでいて、健康食品の場合にはアメリカではダイエタリーサプリメントと呼んでいます。食品のサプリメントは『食べもの安心事典』によると、健康成分を配合・強化した加工品、たとえばビタミンC配合の清涼飲料水、カルシウム配合のお菓子等と、錠剤やエキスなどの形をした加工品に分かれていて、これが皆様に好んで用いられているクロレラ、酢卵、ローヤルゼリー、コエンザイムQ10、グルコサミン&コンドロイチン等々です。

食品は長く続けて元気になるために用いるものですから、副作用がなくリスクを超えて効果がなくてはなりません。時に利潤追求のコマーシャル・ベースに乗り、錯乱させられていることはないでしょうか。「サプリメントの○○は血糖値を下げる」「サプリメントの○○は糖尿病に効く」と聞いて愛用し続け、コントロールをすっかり駄目にしている方が五万とあります。サプリメントは医薬品ではありませんが、正しい目的で正しい使い方をすればありがたいものです。しかし間違った考えで目的を誤ると、効果より散財が大きいことに、さらに害もなりかねません。

あくまでも補助的に

本来は三食をバランスのとれた食事、つまり三大栄養素と呼ばれる糖質、脂質、タンパク質を主軸にきちんと食事をすれば、必要な栄養はすべて摂取され補充する必要はありません。

私もグルコサミン&コンドロイチン錠を半年間飲んだことがあります。7200年間生き続けている縄文杉を死ぬまでに見ておきたいと思い立って、8時間歩きつづけたことがもとで膝関節嚢炎《しつかんせつのうえん》になり、膝に水がいっぱい貯まって装具を着けて歩いているとき、親切な友人が、コンドロイチンが関節嚢内に移行することが証明されているので、ぜひ飲むようにと奨めてくれたので飲みました。しかしこの薬はあくまでもサプリメントで膝を強くする補助剤ですから、主流の治療、すなわち関節嚢液を採ったり薬を注入したりは整形外科の先生がやってくださるのです。すぐ手にはいる急所をついた処置、焦点のあった治療も良いことだとは思いますが、サプリメントの効用をはき違えないようにして、糖尿病の治療は運動と食事療法が第一義で、必要なときにインスリンか飲み薬を用い、合併症を未然に予防することだとよく認識してください。

繁田幸男他編『糖尿病診療事典』（第2版・医学書院）に民間療法を頼りにする理由として、次のような事例が載っていました（454頁）。「67歳・男性『友達がインスリン低血糖で木にぶつかり、大けがをした。歯もガタガタ、目も見えんようになった。医者の言うとおりの食事でげっそり痩せ、見られんようになった者もいる。医者は、クロレラと言えばすぐケチをつける。糖尿病をよう治しきらんのに……』」

私はこの事例を読んで涙が出ました。いろいろの感慨の混じった涙です。

患者さんたち！　糖尿病は早く発見し、きちんと治療すれば怖い病気ではありません。足を切断したり人工透析になることを予防できます。誤認せず医師と二人三脚で糖尿病に立ち向かおうではありませんか。

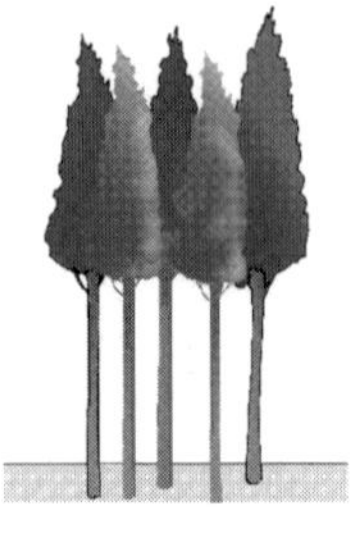

21 更年期障害と血糖コントロール

更年期だからといって血糖は高くならない

「私はもう更年期ですから、血糖のコントロールが悪いのです」という諦めの気持ちを抱いて、糖尿病治療に少々投げやりな感じを持った患者さんによくお目にかかりますが、そんなことはあり得ません。

●──女の一生とホルモン分泌

まず話をわかりやすくするために、女性のライフサイクルを大きく分けた呼び名で図示しました。幼・小児期を過ぎると12歳頃に初経があり、思春期に至ります。思春期の次は性成熟期と呼ばれています。そこから年をとるにつれて更年期、高年期と続きます。

更年期とは性成熟期から高年期への移行の時期で、とくに女性の閉経、つまり月のものが無くなる前後の期間です。通常45歳から55歳くらいを指しています。月のものが無くなる閉経は、個人によってかなり年齢差のばらつきがありますが、現在は平均50歳と報告されています。

中国最古の医学書で秦漢時代に成立したといわれる『黄帝内経《こうていだいけい》』という古書があります。黄帝と名医との問答の形で、古代中国の医術と身体論を記したものです。つくられてから2000年以上も経っていますが、その本には初経14歳、閉経49歳と書かれています。現在の初経平均年齢が12歳、閉経年齢が前述したように平均50歳ですから、2000年経っても人間の身体はそんなに変わっていないことがわかります。

しかし、ホルモンの分泌動態などは現在では大変よく研究、解明されていて、古代とは比較にもなりません。前に述べた女性のライフサイクルを、女性ホルモンの分泌動態から見てみますと図のようになります。

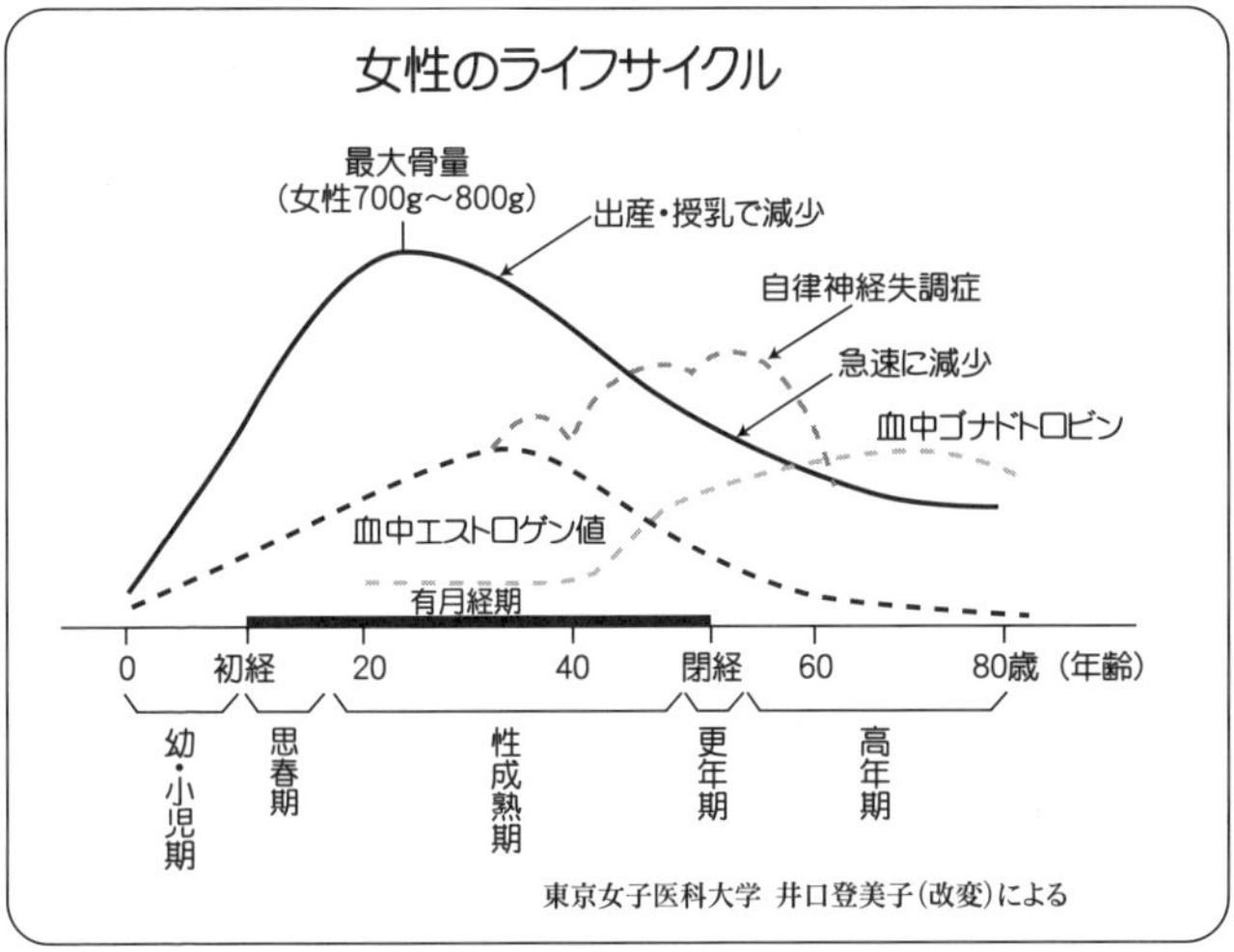

東京女子医科大学　井口登美子（改変）による

エストロゲンの働きはゆるやかに減少

この図に女性ホルモンの代表格としてエストロゲンが書かれています。妊娠をしていないとき、エストロゲンは主として卵巣でつくられます。エストロゲンには脂肪の代謝に関係する作用や動脈硬化を阻止する作用、骨にカルシウムを取り込ませる作用などがあります。エストロゲンは幼・小児期から増え始め性成熟期に最も多くなり、40歳を過ぎると徐々に減少してきます。エストロゲンの動きに一致して、骨量が変化しているのがわかると思います。老齢者が骨粗鬆症《こつそしょうしょう》になって転んで骨折をし、寝たきりになってしまったという話をよく聞きます。この図からもこの関係が理解できるでしょう。

加齢に伴うエストロゲンの変化から、更年期障害という言葉が生まれたと思われます。更年期障害として挙げられている症状に、のぼせ、肩こり、発汗、めまい、自律神経失調症などがあります。これに加えて「私は更年期障害だから血糖のコントロールができません」というのです。

最近、男性の更年期障害などという話を聞くことすらあります。更年期と言う言葉は閉経と関係があるので、本来の意味からすると、おかしな理屈だと私は反論したくなっています。

個人的には、私は更年期障害という障害は普遍的なものではなく、20歳には20歳代の悩みがあり、30歳には30歳代の、40歳には40歳代の悩みがあるもので、更年期障害と人々が呼んでいるのは、単に年齢に応じた女性の身心の変化に伴う、その人なりの悩みではないかと思っています。

●――言葉に惑わされないで

確かに、私も閉経前後にのぼせや軽い発汗を覚えましたが、それは閉経の前駆症状として感じられ、障害にはなりませんでした。月のものが無くなるのは嬉しいことですし、閉経は神様が女性に与えられた安らぎだと私は思っています。一般にこの時期は「ホルモンのバランスが乱れて」と表現されていますが、エストロゲンはある日突然少なくなるのではなく、年の単位で徐々に減少してゆきます。人の体は順応性に富んでいますので、加齢とともに高脂血症や動脈硬化は出てきますが、医学的にみてダメージをもたらすものとしては、更年期障害と呼ばれるような精神的、肉体的障害は無いと思います。ましてや、閉経によって血糖コントロールを悪化させるような機序はどこにもありません。

血糖コントロールは、腹八分目にして運動することが最も効果的です。運動といっても一日20～30分歩くだけでよろしいのです。この運動は血糖コントロールを良くするのみならず、更年期以後の病気として挙げられている骨粗鬆症の予防にもなります。更年期障害という言葉に惑わされて、病気の虜《とりこ》にならないよう祈念しております。

22 性に関するウソの常識

かつて性に関する話を公然とすることはタブーとされていました。医学の世界においても、泌尿器科や産婦人科の病気は別として、性の問題について私たちが質問できる問答は、「夫婦生活は可能ですか」とか「いつチャンスがありましたか」と聞くくらいがせいぜいでありました。

いまは、結婚に続いて妊娠したというのでなく、子供ができたので結婚しましたというように、性に関する社会通念が変わったことと並行して、性に関する一般医学もかなり変貌しています。そんな中で、糖尿病に関する性の常識はいまなお間違いが多いように思われます。その一つに「私はインポでないから糖尿病ではない」というものがあります。これは性に関する間違った常識です。

●――糖尿病の性障害

かつて、男性の性的不能または陰萎のことをインポテンス（impotence）、あるいはインポと呼んでいました。年輩の方にはインポテンツと言った方がわかりやすいかもしれませんが、最近この言葉は差別用語となり使われなくなりました。勃起《ぼっき》障害と呼んでいます。これは英語で erectile dysfunction といい、省略してＥＤといわれるようになりました。しかし性障害には勃起障害だけでなく、若年発症糖尿病者によく見られる射精障害も含まれます。

糖尿病で血糖値200mg／dl 以上の高いまま治療をせず5年以上放置すると、合併症としての糖尿病性神経障害が起きてきます。勃起障害はこの神経障害の一種で、主に腰に分布している自律神経と知覚神経の障害によって起きると言われています。

私が東京女子医大病院の糖尿病センター長として勤務しているとき、一緒に臨床、研究、教育をしていた仲間の一人に高橋良当先生がおられました。彼は糖尿病性神経障害のエキスパートですが、とくに糖尿病に見られる性障害をタブーから科学的学問に変えた立派な仕事をなさいました。

彼によると、この性障害は神経障害だけでなく、陰茎に行く動脈硬化や筋肉などの障害、つまり器質的要因も加わって起こると考えられています。そのうえ、勃起障害には心理的要因も加わるので、混合性の障害であると説明されています。

●――糖尿病に性障害が伴うとは限らない

また、高橋良当先生による糖尿病患者の性に関する臨床研究では、本当に血糖コントロールが悪く、神経障害の一つとしての性障害、つまり勃起障害をもつ患者さんは約40%で、糖尿病があると全員に勃起障害が起こるわけではありません。ある調査で「普段は勃起障害ですが相手を変えると大丈夫です」と答えた人すらいるようです。したがって次の2点について誤った考えを持たないことが大切です。

(1) 糖尿病があっても誰しも性障害を併発するとは限らない。
(2) 性障害が無く、夫婦生活が円満だから糖尿病ではない、とは言えない。

「あなたは糖尿病です」と診断されても、勃起力から推定して、自分は糖尿病でないと自己判断をし、高血糖を放置したまま腎症に進展した方がいます。この間違った常識はぜひ捨てていただきたいものです。

●――日本人の一般的な性の感覚

日本人は性に関して欧米人に比較すると、いとも淡泊な感覚を持っていて、少々勃起障害があってもあまり気にしないと報告されています。バイアグラの購買量が欧米より遥かに日本では低率であることが、この事実を証明しているように思われます。

私たち医師も既往歴を聞くとき、性に関してきちんと聞いてあげなければなりませんが、「夫婦生活は可能ですか」と聞くだけでも大きな勇気を必要とします。尋ねてあげなければ、不可能であっても絶対に秘密にしているのが日本の患者さんではないでしょうか。国民性にも通じるタブーかもしれませんが、インポテンスでないから糖尿病はないという考えだけは、今日から捨てていただきたいと思います。

それによって糖尿病のコントロールを良くして、すべての合併症を予防する行為につながるからであります。

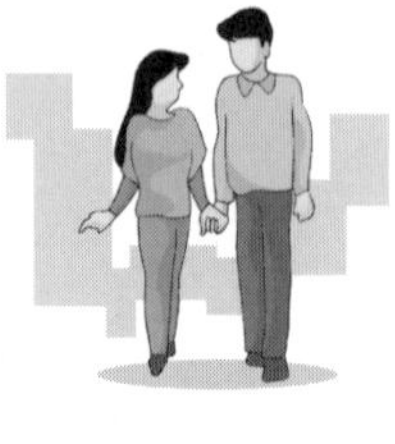

23

糖尿病でも妊娠できるが、コントロールが悪いままの妊娠は禁物

糖尿病があって妊娠をすると、必ず感染症などによるケトアシドーシスという血液酸性の状態になって、母体は糖尿病昏睡で死亡し、胎児も子宮内で死亡することが常でした。インスリンが１９２１年（大正10年）に発見されて、糖尿病でも妊娠、分娩ができるという、不可能が可能になったことは衆知の事実であります。

糖尿病と闘う患者さんを対象にしたインスリン50年賞という賞がありますが、これはまだご存じない方が多いのではないでしょうか、あまり世間一般に知られていないように思います。糖尿病の治療にインスリンを50年間注射し続けた人に与えられる賞です。インスリンの製造で有名なアメリカのリリー社がつくりました。アメリカでは１９７５年（昭和

50年）から授賞が始まり、２００４年（平成16年）までに１５００人の方が受賞されています。

わが国ではまだ、50年もの長い間インスリン注射を続けて生存されている方が少なく、リリー社のインスリン製造開始80年を記念して、２００３年から授賞が始められたのです。この２００３年の第１回受賞者は70歳（男性）、67歳（女性）、62歳（男性）の患者さんで、それぞれ青年期、青春期、学童期に糖尿病に罹患し、50年間インスリンを打ち続けた方で、お一人は失明しておられましたが、他の方は合併症もほとんど無いことが特徴でありました。

その中のお一人の女性は、「糖尿病があってもコントロールさえ良ければ、妊娠・出産は危険ではない」と、主張し始めた私の経験例の第一例目を飾る方で、向井孝子さんです。もちろん、東京女子医大病院における糖尿病患者さんとして初めての出産例です。昭和39年2月9日のことです。

●――合併症もなく二児を出産

向井さんは昭和28年に17歳になったとき、北海道で糖尿病と診断されました。戦後間もなくの時代ですから、「あと10年は生きられないでしょう」と宣告されたそうです。しかし向井さんは健気に一人で糖尿病に立ち向かい、結婚の良縁に恵まれて上京しました。

昭和37年1月、私たち中山内科の教授であった中山光重先生に紹介されて初診しました。そして良いコントロールのもとに、東京女子医大病院における糖尿病妊婦分娩例の第一号になったのです。

当時は糖尿病に1型糖尿病、2型糖尿病と分類する考え方はありませんでしたが、向井さんの妊娠中のインスリン需要量、その他のデータや経過をいま振り返って見ますと、まさしく日本の糖尿病の特徴たる、若年発症の2型糖尿病といえます。彼女は3年後の昭和42年にもう一人出産され、妊娠経過も順調で、1回目に出産した赤ちゃんは出生時体重が3100g、二人目は3700gで、新生児合併症も全くない一男一女の母となったのです。

受賞のとき彼女は「『良いコントロールをすれば良い赤ちゃんが生まれるし、良いコントロールを守れば、糖尿病があっても一生大丈夫です』と妊娠中に言われた大森先生のお言葉をいつも思い出して、自制の糧としながら今日に至りました」とおっしゃってくださいました。

糖尿病発見のとき、「10年しか生きられないだろう」と宣告された向井さんが、二人のお子さんを得て、インスリン50年賞を受賞された道程は、彼女自身の賢明な努力の賜ではありますが、それだけで糖尿病妊婦さんにとって、大きな教えと、勇気を与えてくれる生き方の見本になり得るものと思われます。

●計画妊娠の必要性

一般論として、糖尿病と妊娠の分野でいまだに解決しなければならない問題点があります。それは生まれてくる児の奇形の問題と合併症をもつ母体、とくに進行した増殖網膜《ぞうしょくもうまく》症《しょう》（糖尿病で高血糖がつづくと目の網膜に出血や白斑といった変化が出てくるが、この最も進んだ重症の合併症。新生血管といって破れやすい血管ができ、失明の原因になる）を持つ糖尿病患者さんの妊娠の問題です。

これらを予防するために、昭和50年代、私は計画妊娠という治療法をつくりました。計画妊娠とは、生まれてくる子供の奇形を予防するために、血糖コントロールを良くしてから妊娠することと、母体の増殖網膜症は妊娠によって悪化するので、増殖網膜症がないかどうか検査し、あれば光凝固療法の治療を受けてから妊娠してよいという許可を主治医からもらって妊娠することであります。

実際、妊娠していることがわかるのは最終月経から5～6週間経ってからです。糖尿病妊婦の胎児の奇形が形成されるのは妊娠7週までとされていますので、妊娠してから血糖コントロールを良くしようとしても、奇形予防には役に立ちません。糖尿病のお母さんから生まれる赤ちゃんの、奇形の原因は高血糖が主役を担っています。

せっかく生まれた赤ちゃんが奇形を持っていると、赤ちゃん自身もご家族も大きな負担と苦しみにつながります。奇形は糖尿病に特有のものではなく、糖尿病をもたないお母さんから生まれる奇形と種類は変わりません。一番多いのが心臓の奇形で、その他には内臓の奇形、口蓋破裂、多指症など多彩です。

私が女子医大に勤務しているとき、計画妊娠で妊娠している率は40％、あとは受胎後病院に紹介されて受診する方でした。その率はいまでもあまり変わっていないようです。コントロールの悪いままの妊娠は、ぜひ避けましょう。

●――検診が大切なわけ

わが国の糖尿病の95％は2型糖尿病です。妊娠可能な年齢の若者も、欧米の糖尿病と違って1型糖尿病ではなく2型糖尿病です。2型糖尿病は長いこと症状を出してきませんから、妊娠するまでご自分が糖尿病であることを全く知らないで放置している人が日本では多数おられます。

私が東京女子医大で研究した結果では、糖尿病とは知らずに妊娠をした方が、調査した1571妊婦のうち71例（4.5％）でした。その妊娠中にはじめて糖尿病と診断された母親から生まれた児の奇形率は12.7％もありました。通常は1％前後で、治療している糖尿病妊婦からの児の奇形は約4％です。

このことを予防するためにも、若年者といえども検診は大切で、とくに家族に糖尿病のある方は学校検診をさぼらず、20歳になったときはみんな検診を受けて、ご自分が糖尿病でないかどうかチェックをしましょう。ご自分がすこやかな人生を送るためにも、すこやかな赤ちゃんを得るためにも、早く糖尿病を見つけて、早く対応することが大切です。

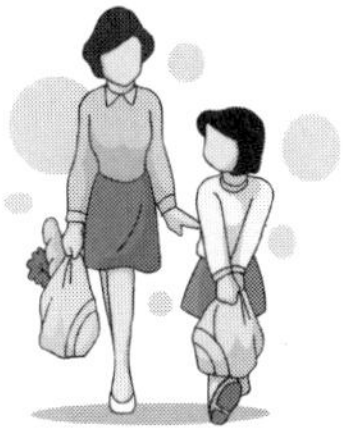

24 糖尿病をもつ学童や青年の受け入れに差別を示す社会

インスリン50年賞に関して何度か取り上げましたが、2003年（平成15年）第1回受賞者3名、2004年（平成16年）第2回受賞者3名の病歴をとくと拝見しますと、日本における糖尿病の歴史を見るようなドラマがあり、かつ受賞者の皆様が、社会の冷たい非容認に対して、忍耐と強い意志を持って、すっくと立ち向かって生きてこられたことがうかがえます。

●――患者さんたちが切り拓いてきた道

第1回受賞者の林良春さん（62歳）は12歳で発症、昭和28年のまだインスリン自己注射の概念も確立せず、厚生省も医師以外の注射を認めていない時代の発症ゆえ、インスリンの注射は生命維持に不可欠であることから、神戸大学病院に5年間入院してインスリン注射をしてもらい、病院から学校に通ったそうです。当時でも病院から何里も離れた村落に患家がある場合には、生命維持のためにすでに非合法的に自己注射を実施させていた医療機関はあったはずですが、5年間も病院から学校に通っていた患者さんの差別感と忍耐は並たいていのものではなく、その精神がインスリン50年賞に輝いたものと思われます。

現在、インスリン自己注射は完全に公認の行為となっていますが、同じ第1回受賞者の向井孝子さんは、「どんなにインスリン注射が認められても、まだ社会の人々は注射というと麻薬を連想するので、私は人前では注射は決していたしません」と言われていました。

第2回受賞者の内海静江さんは昭和29年に糖尿病を発症し、昭和32年に三女を身ごもったが、群馬大学医学部で危険だから産んではいけないと猛反対され、自宅で産婆さんのもとで出産したとうかがいました。受賞式の日に47歳になられたその三女の方にお目にかかることができましたが、妊娠・出産もコントロールさえ良ければ鬼に金棒です。昭和30年代には大学病院ですら、妊娠・出産も御法度《ごはっと》だったのです。内海さんの勇気と英断に頭が下がりますが、こうした人たちの前向きの努力が積み重ねられてこそ、社会の窓は開かれて行くように思います。

インスリン自己注射も妊娠も社会一般に認められ、糖尿病者にとっては差別のない社会が開けているように思いますが、しかし就学、就職に関しては、まだ糖尿病者に平等の理解と機会が与えられているとは、とても思えません。

ある患者さんから聞いた話です。彼女は自分が糖尿病を持っているので、ナースになりたいと思い看護専門学校を受験しました。

一次試験で大変良い成績で合格はほぼ間違いなしと誰もが確信を持っていました。面接で、1型糖尿病があり一日4回のインスリン注射をしていると正直に申告をしたとたん面接官の顔色が変わり、入学を拒否されたということでした。

●――糖尿病でも就学・就業に問題なし

私も東京女子医大に勤務しているとき、糖尿病があるのに病気はなしという偽《にせ》診断書は書けないので、「糖尿病があっても就学に何ら差しつかえるものではありません」または「糖尿病があっても就業に何ら差しつかえるものではありません」という診断書を何回、何通書いたかわかりません。成功した場合もあれば、糖尿病を理由にはっきり不合格と言われて、共に泣いたこともありました。

総理大臣でも、大統領でも、社長さんでも、大学教授でも、その職に就いている人が糖尿病になっても、また会社の検診で糖尿病が見つかった場合にもなんの問題もありません。糖尿病を理由に解雇された話は聞いたことがありません。

しかし、就職や就学の際に糖尿病があると、たいてい不利な判決が下されています。これはなぜでしょうか。多分、試験官のイメージのなかに、糖尿病というと腎不全になって透析になり仕事が半減して戦力にならない人や、病院に行くといってよくさぼる人、壊疽で悪臭をまき散らし迷惑千万の人などがあるのかもしれません。

女医さんは優しくて、細やかで、真面目で、医療・研究にとても適していると評価されながら、結婚した、子供ができた、育児が大変……と職場の戦力にならないので困ると差別されることがあります。糖尿病をもつ人の就職、就学はこの理論とよく似ています。

私たち女性医師も、結婚しても、子供が生まれても、男性医師と変わらない力と誠意を持って職場に貢献する努力を常に怠りなく行っています。社会の差別を払拭するために。

社会はもっともっと糖尿病について学び、理解を深めなければなりませんが、糖尿病の患者さん自身も、早く糖尿病を発見し、良いコントロールを続けて全員がインスリン50年賞に値するようになる努力も大切だと思います。いつもお酒を飲んで、ヘモグロビンA1cは10%以上で入院ばかり繰り返しているようでは、残念ながら雇用側は二の足を踏むかもしれません。

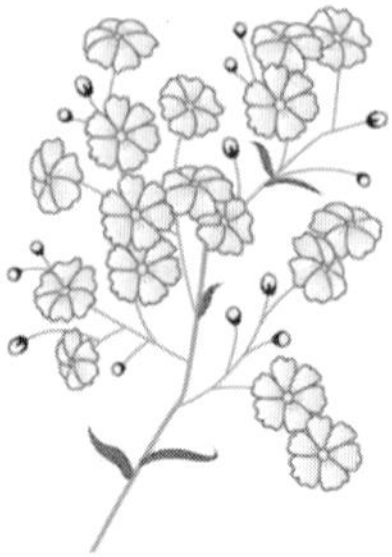

初出

社団法人日本女医会発行『ゆうゆう糖尿病』２００３年6月号から２００４年6月号にかけて、「間違いだらけの糖尿病の常識」のタイトルで12回にわたり連載

＊単行本にするにあたり、加筆・修正を行いました。

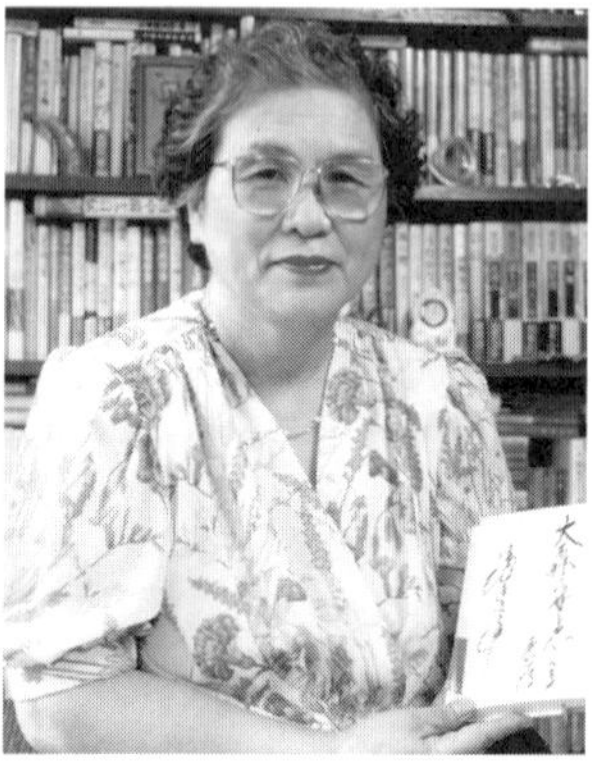

大森安惠（おおもり・やすえ）

1956年東京女子医科大学卒業。翌年、同大学第二内科入局。

糖尿病の研究と臨床に従事する。

1974年同第二内科助教授。同年カナダのマクギル大学留学。

1975年同糖尿病センター助教授。1977年にはスイスのジュネーヴ大学にAcademic guestとして招聘される。

1981年同糖尿病センター教授。1991年より同センター所長兼主任教授となり、1997年定年退職、名誉教授。

1997年第40回日本糖尿病学会で女性初の会長を務める。

糖尿病と妊娠に関する研究・臨床のわが国のパイオニアで、1985年に糖尿病と妊娠に関する研究会を設立、2001年には日本糖尿病妊娠学会に改め理事長となる。

2002年より東日本循環器病院・糖尿病センター長。

＊

著書に『彼岸花の鎮魂歌』（時空出版）『女医のこころ』（河出書房新社）ほかがあり、糖尿病に関する研究論文、著書は多数。

間違《まちが》いだらけの糖尿病《とうにょうびょう》の常識《じょうしき》

二〇〇五年二月一日第一刷発行
二〇〇五年一一月五日第三刷発行

著　者　大森安恵
発行者　藤田美砂子
発行所　時空出版
〒112-0002　東京都文京区小石川四−一八−三
電話　東京〇三（三八一二）五三一三
印刷所　平河工業社
ISBN4-88267-036-4